Beber agua de mar

Teniendo en cuenta
las leyes del Dr. Hamer
sobre la autocuración

FRANCISCO MARTÍN

Beber agua de mar

Teniendo en cuenta
las leyes del Dr. Hamer
sobre la autocuración

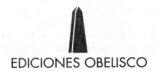

EDICIONES OBELISCO

Si este libro le ha interesado y desea que le mantengamos informado
de nuestras publicaciones, escríbanos indicándonos qué temas son de su interés
(Astrología, Autoayuda, Ciencias Ocultas, Artes Marciales, Naturismo,
Espiritualidad, Tradición...) y gustosamente le complaceremos.

Puede consultar nuestro catálogo de libros en www.edicionesobelisco.com

*Los editores no han comprobado la eficacia ni el resultado de las recetas,
productos, fórmulas técnicas, ejercicios o similares contenidos en este libro.
Instan a los lectores a consultar al médico o especialista de la salud ante
cualquier duda que surja. No asumen, por lo tanto, responsabilidad alguna
en cuanto a su utilización ni realizan asesoramiento al respecto.*

*El autor expone el uso terapéutico del agua de mar desde lo que él entiende de los
descubrimientos del Dr. Hamer. Este libro no está validado por el Dr. Hamer.
Pueden acceder a sus publicaciones originales dirigiéndose a su editorial
o a sus páginas web referidas al final del capítulo 6.*

Colección Salud y vida natural
BEBER AGUA DE MAR
Francisco Martín

1.ª edición: octubre de 2012

Corrección: *M.ª Jesús Rodríguez*
Maquetación: *Joan Rosique Riudoms*
Diseño de cubierta: *Enrique Iborra*
Ilustraciones: *Francisco Martín*

© 2012, Francisco Martín
(Reservados todos los derechos)
© 2012, Ediciones Obelisco, S. L.
(Reservados los derechos para la presente edición)

Edita: Ediciones Obelisco S. L.
Pere IV, 78 (Edif. Pedro IV) 3.ª, planta 5.ª puerta
08005 Barcelona - España
Tel. 93 309 85 25 - Fax 93 309 85 23
E-mail: info@edicionesobelisco.com

Paracas, 59 C1275AFA Buenos Aires - Argentina
Tel. (541-14) 305 06 33 - Fax: (541-14) 304 78 20

ISBN: 978-84-9777-898-5
Depósito Legal: B-26.076-2012

Printed in Spain

Impreso en España en los talleres gráficos de Romanyà/Valls S.A.
Verdaguer, 1 - 08786 Capellades (Barcelona)

¿Por qué el título dice: «Teniendo en cuenta las leyes del Dr. Hamer sobre la autocuración»?

Cuando nos hacemos una herida, al cicatrizar se producen síntomas (inflamación, picor, rojez, calor), que no nos preocupan porque entendemos que son curación de la herida.

De igual manera, el Dr. Hamer descubrió que hay enfermedades que son sólo un síntoma de reparación de un sobreesfuerzo anterior.

Nos conviene conocer sus descubrimientos para no intentar eliminar con el agua de mar lo que sólo son síntomas de curación.

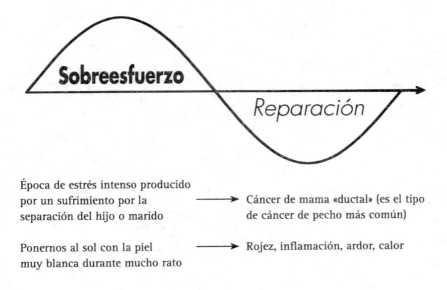

Época de estrés intenso producido por un sufrimiento por la separación del hijo o marido ⟶ Cáncer de mama «ductal» (es el tipo de cáncer de pecho más común)

Ponernos al sol con la piel muy blanca durante mucho rato ⟶ Rojez, inflamación, ardor, calor

Reconocimientos

A Ryke Geerd Hamer, por ayudarnos
a entender mejor a nuestro cuerpo.

A René Quinton, por recordarnos
nuestra relación con el mar.

A Laureano Domínguez, que nos hizo recordar la obra
de Quinton y es su promotor en Colombia.

A la Dra. M.ª Teresa Ilari Valentí, que ha hecho realidad
en la tierra de Nicaragua los sueños de Hamer y Quinton.

Y a todos los que han colaborado para llevar el agua de mar
a toda la gente.

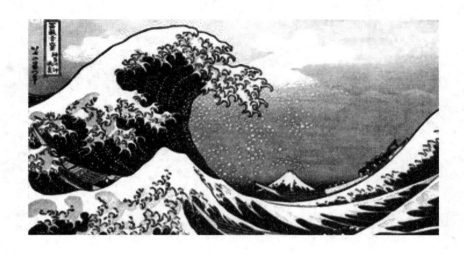

El agua de mar es un remedio muy poderoso,
beberla conociendo el enfoque del Dr. Hamer,

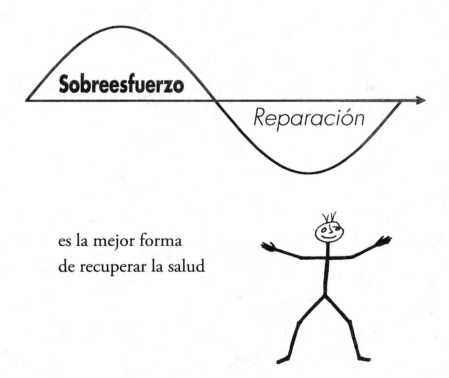

es la mejor forma
de recuperar la salud

Capítulo 1

Historia

Cómo empezó a usarse el agua de mar

A principios del siglo xx, en Francia, morían muchos niños por el cólera.

René Quinton les salvó la vida inyectándoles agua de mar.

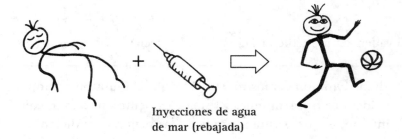

Inyecciones de agua
de mar (rebajada)

Desde entonces y hasta 1980 la recetó la Seguridad Social francesa (para ser tomada bebida o inyectada).

En 1982 por cambios en la legislación, dejó de considerarse un medicamento, y, desde entonces, en Europa no es legal inyectarla de forma intravenosa (sólo subcutáneamente y bajo responsabilidad del médico).

En otros países como Canadá o Estados Unidos sigue siendo legal inyectarla por vía intravenosa.

¿Cómo es que el agua de mar cura tanto?

Porque el agua de mar (rebajada) es idéntica al plasma de la sangre.

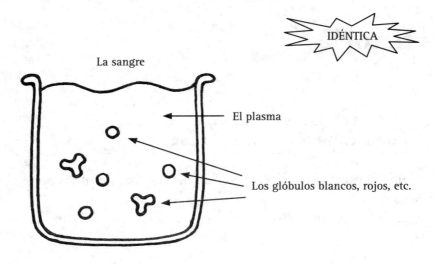

El vademécum médico francés de 1975 decía:

> «René Quinton demostró, en 1904, que el Quinton® Isotonic es idéntico física, química y fisiológicamente a nuestro medio interno, el que permite la vida en las mejores condiciones a células aisladas (en particular, hematíes y leucocitos) y fragmentos de tejido».
>
> «Es posible reemplazar la masa sanguínea de un animal por el Quinton® Isotonic sin problemas para el organismo».

(El Quinton® Isotonic es agua de mar rebajada con agua de manantial).

14

¿Cómo lo demostró René Quinton?

Quinton comprobó que los glóbulos blancos de la sangre sólo pueden vivir en agua de mar.

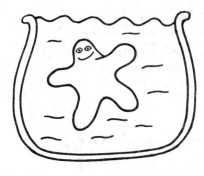

Viven felices en agua de mar
rebajada con agua de manantial

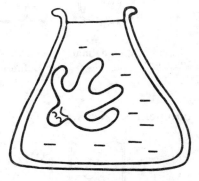

En cualquier otro sitio se mueren.

¿Por qué probó con glóbulos blancos?

Porque son las únicas células que viven por todo el cuerpo.
    Todo el resto de células sólo viven en una zona concreta.

Cómo se prepara el agua de mar isotónica

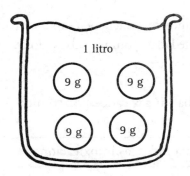

1 litro

9 g   9 g

9 g   9 g

El agua de mar contiene 36 gramos de sal en cada litro.

$$(9 \text{ g} \times 4 = 36 \text{ g})$$

Si mezclamos 1 litro de agua de mar con 3 litros de agua de manantial,

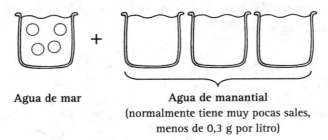

Agua de mar

Agua de manantial
(normalmente tiene muy pocas sales,
menos de 0,3 g por litro)

obtenemos:

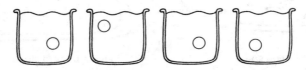

4 litros de **agua de mar ISOTÓNICA**, que quiere decir: con la misma cantidad de sales que tiene la sangre (que son **9 g de sales por litro**).

Es en este agua de mar donde viven los glóbulos blancos y la que inyectaba René Quinton a los niños moribundos.

Quinton conseguía salvar a todos los niños con cólera pero no obtenía tan buenos resultados con otras enfermedades, como la tuberculosis.

Gracias a Hamer entendemos el porqué:

- Los niños con cólera sólo estaban intoxicados por comida o agua en mal estado

  y el agua de mar limpia todas las intoxicaciones.

- Hamer nos dice que la tuberculosis son bacterias que hacen limpieza de las células que el cuerpo fabricó en el período de tensión anterior, y que ahora ya no le son útiles.

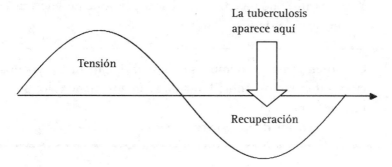

Al igual que las bacterias beneficiosas que tenemos en el intestino, las bacterias de la tuberculosis son beneficiosas pues hacen de barrenderos.

En estos casos podemos tomar agua de mar para mejorar el estado general y acelerar la recuperación.

Y si queremos no volver a pasar los síntomas, debemos evitar recaer en un período de tensión.

No todos los períodos de tensión acaban produciendo tuberculosis cuando el cuerpo se repara.

La tuberculosis es como los barrenderos y camiones de la basura que se llevan lo que ya no sirve.

 ¿Pero entonces, por qué se moría la gente de tuberculosis?
Buena pregunta. Antes de responder, tenemos que explicar algunas cosas más.

Quinton intentaba eliminar los barrenderos y camiones de la basura.

Hamer nos explica por qué han llegado los barrenderos: porque dejamos papeles o trastos abandonados en la calle.

Y, por tanto, qué tenemos que hacer para que no vuelvan a aparecer con el ruido de sus camiones.

> Como enfermos, tenemos que descubrir por qué preocupación enfermamos, sobrellevar de la mejor manera los síntomas de curación y
>
> **ocuparnos de no volver a caer en esa preocupación.**

(Sobrellevar de la mejor manera las molestias de la limpieza actual y no volver a dejar papeles o trastos en la calle).

Resumen

> El agua de mar nos ayudará en cualquier circunstancia.

Pero, si hemos pasado una preocupación grave, no nos evitará pasar por los síntomas que se producen en la recuperación del cuerpo.

Los pasaremos durante menos días, con más bienestar general, pero el cuerpo produce estos síntomas cuando se está curando.

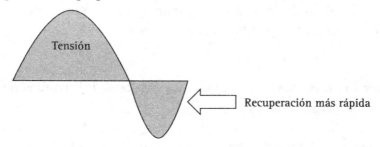

Igual que cuando arreglan el pavimento de nuestra calle tenemos que soportar unos días de obras con ruidos y molestias.

(Si los impedimos, nunca acabaremos de tener la calle arreglada).

Capítulo 2

¿Para qué sirve el agua de mar?

Podemos usar el agua de mar:

- Como nutrición.
- Como prevención.
- Para desintoxicar.
- Para resolver pequeñas dolencias.
- Como ayuda en la curación de las enfermedades.
- Para emergencias o enfermos terminales.

Como nutrición

> Lo primero que dicen los equipos de ciclistas
> a cada nuevo corredor es:
> «Debes tomar agua de mar».

Es la mejor bebida isotónica para los deportistas o al sudar mucho:

- Cuando sudamos o hacemos esfuerzo físico, perdemos sales que podemos reponer con el agua de mar.
- En Nicaragua generalmente toman un cuarto de litro al día (de agua de mar tal cual), pues todo el año hace una temperatura elevada.

Podemos usarla como sustituto de la sal en las comidas (*véase* más adelante su uso culinario).

También aporta oligoelementos (oro, plata, cobre…), que no están presentes en la sal refinada.

> Hay algunos alimentos procesados (como el pan) que habitualmente se elaboran con sal refinada. Podemos compensar su carencia de oligoelementos con los del agua de mar.

Como prevención

Al tomar agua de mar mejoraremos nuestro estado general, y así tendremos mejor ánimo para sobrellevar los contratiempos inevitables de la vida (y no enfermar por ellos).

También nos puede ayudar a evitar intoxicaciones.

Ejemplos:

- Si estamos bien nutridos de yodo por haber tomado agua de mar, nuestro cuerpo no necesita asimilar más yodo que puede provenir de algún desastre nuclear. (Por eso repartieron tabletas de yodo en Japón después de Fukushima).
- Cuando solicitamos al dentista que nos retire las amalgamas de mercurio que tenemos, es recomendable beber agua de mar antes y después de hacerlo,[1] y hacer enjuagues con ella mientras nos las retira.

En países donde hay riesgo de desnutrición infantil, se les da a los niños 3 vasitos diarios y da buenos resultados.

> En el capítulo sobre Nicaragua se narra cómo, ya a principios del siglo xx, se bebía en zonas costeras remotas.

---

1. Dr. Berdj Haroutunian, dentista suizo que explica el uso medicinal del agua de mar: www.haroutunian.ch/depose_amalgames.htm

Para desintoxicar

Al empezar a beber agua de mar, la gente siente mejoría en su estado general. Se encuentra mejor y con más energía. Se normaliza el funcionamiento de todo el cuerpo.

Ello es debido a que las células de nuestro cuerpo están bañadas en el líquido interno y funcionan mejor cuando está limpio. El agua de mar es un aporte de líquido limpio que hace que todas las células empiecen a funcionar realizando cada una su labor.

> Igual que el motor de un coche funciona mejor y gasta menos cuando le cambiamos el aceite.

Es especialmente útil para limpiar este líquido interno cuando está sucio, intoxicado. Ya sea por:

- comer o beber alimentos con aditivos químicos,
- tener continuamente malos pensamientos,
- vivir o trabajar en ambientes contaminados,
- tomar medicamentos.

Este último es el caso narrado en el capítulo de uso veterinario, donde una perra moribunda, intoxicada por medicamentos, se recupera en pocas horas.

Como ejemplo de su poder desintoxicante, en las indicaciones del vademécum médico francés de 1975 se leía: «disuelve los antibióticos».

El agua de mar incluso limpia de intoxicaciones heredadas, tal como también lo recogía el vademécum: «Desaparición de taras fisiológicas» (hereditarias), y hay relatos de este uso en la bibliografía.[2]

También intoxicamos nuestro cuerpo con las secreciones internas de adrenalina y otras hormonas cuando tenemos malos pensamientos, cuando nos «hacemos mala sangre».

Truco

Cuando hacemos las cosas a disgusto, estamos teniendo un pensamiento de desagrado que nos perjudica el cuerpo y nos cansa mucho.

Si decidimos hacer las cosas, mejor hacerlas gozando.

Externamente podemos mostrarnos como más convenga socialmente, pero en nuestro interior podemos mantenernos alegres.

Y así nos cansamos menos y no nos perjudicamos el cuerpo.

Nos intoxicamos con las medicinas, los productos químicos en bebidas y comidas (como el azúcar o la sal refinada) y los malos pensamientos. *Véase* más información en la web del autor.

Si tomamos agua de mar para desintoxicarnos, también nos conviene evitar intoxicarnos por el otro lado con todo lo anterior.

Para resolver pequeñas dolencias

Las pequeñas molestias se resuelven fácilmente con el agua de mar: gastritis, estreñimiento, insomnios, calambres,... también las pequeñas heridas en el cuerpo o llagas en la boca cicatrizan mejor lavándolas con agua de mar.

Las pequeñas dolencias pueden ser indicador o inicio de dolencias más graves que tenemos que investigar.

Como ayuda en la curación de las enfermedades

Las causas por las que enfermamos son:

- **Nutrición insuficiente** (como el escorbuto que sufrían los marinos que no se alimentaban con fruta ni verdura durante sus largos viajes).
- **Accidentes** (traumatismos, quemaduras, sobreesfuerzos o exponernos a ambientes que no estamos aclimatados: quemaduras de sol en la playa o en alta montaña, etc.).
- **Intoxicaciones.**
- **Preocupaciones graves** (que nos producen cáncer, artrosis, cataratas, etc.).

En este último caso, las enfermedades nos causan molestias diferentes cuando las estamos «gestando» (cuando estamos preocupados), que cuando ya hemos resuelto la preocupación y el cuerpo se está reponiendo.

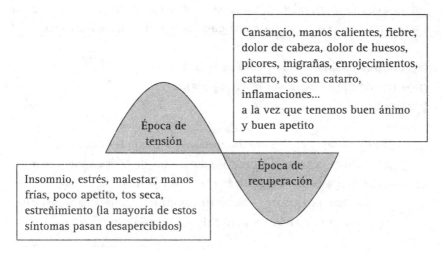

Cansancio, manos calientes, fiebre, dolor de cabeza, dolor de huesos, picores, migrañas, enrojecimientos, catarro, tos con catarro, inflamaciones...
a la vez que tenemos buen ánimo y buen apetito

Época de tensión

Época de recuperación

Insomnio, estrés, malestar, manos frías, poco apetito, tos seca, estreñimiento (la mayoría de estos síntomas pasan desapercibidos)

A menudo, no prestamos atención a las molestias de la primera época porque estamos obsesionados con nuestra preocupación. Y así no damos importancia al insomnio o la falta de apetito.

¿Quién da importancia al comer o al dormir cuando está dándole vueltas todo el día a un problema grave?

Cuando resolvemos la preocupación, el cuerpo empieza a recuperarse del esfuerzo anterior.

Como ya no estamos obsesionados por nuestro anterior problema, empezamos a prestar atención a otras cosas. Y nos fijamos en los nuevos síntomas que produce el cuerpo, y los creemos equivocadamente como el inicio de una enfermedad.

Con el enfoque de Hamer entendemos correctamente lo que está haciendo el cuerpo y cómo empezó todo.

> Hay gente que ya sabe perfectamente la causa de su enfermedad: «Este cáncer de útero me lo ha hecho mi exmarido».

Hamer nos dice por qué choque emocional empezó todo y cómo evoluciona cada enfermedad. Y sabemos lo que tenemos que hacer según estemos todavía en la etapa de preocupación o ya en la de recuperación.

Si estamos todavía en la primera época, debemos resolver la preocupación para pasar a recuperarnos.

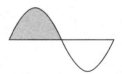

El agua de mar, los medicamentos y otros muchos remedios pueden aligerar o eliminar los síntomas de la época de tensión sin que hayamos resuelto la causa verdadera.

En estos casos nos convertimos en enfermos crónicos, que dependemos continuamente de un remedio o terapia.

> Si tenemos un neumático del coche que pierde aire, podemos reponer cada mañana el aire que le falte o, arreglar el pinchazo y olvidarnos del problema.

Si estamos ya en la etapa de recuperación, el agua de mar nos facilitará la recuperación. En los casos más graves, de tumores de gran tamaño, puede ser necesario tomar algún medicamento aintiinflamatorio. Más adelante entraremos en detalle.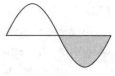

Para emergencias o enfermos terminales

En emergencias o enfermos terminales, el uso del agua de mar (isotónica) en vez del suero convencional, opera curaciones «milagrosas» en pocas horas, como las relatadas por Quinton en el libro *El plasma de Quinton*.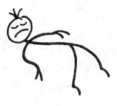

Allí narra cómo niños moribundos deshidratados por el cólera, o personas envenenadas, recuperaban la salud en pocas horas.

Para transfusiones tiene ventajas importantes:

- No hay problemas de incompatibilidad de grupo sanguíneo.
- Es más fácil aprovisionarse de agua de mar que encontrar donantes.
- Puede aplicarse a gente cuya religión le prohíba las transfusiones.

¿Cuánta tomar?

Como nutrición, para prevención o para resolver pequeñas dolencias, basta con que tomemos una o dos cucharadas soperas cada día.

> Si tomamos mayor cantidad, podemos iniciar en nuestro cuerpo procesos de recuperación importantes, que requieren entender el enfoque de Hamer para no confundir los síntomas de curación con una enfermedad.

Una vez decidido tomar agua de mar en abundancia, no hay una dosis recomendada, pues ya no se toma como medicamento, sino como un alimento o una bebida más.

¿Contamos cuánto sol tomamos? No. Sólo en los primeros días de la temporada de playa o la gente con piel blanca que viene de países en que casi no ven el sol.

Con el agua de mar pasa igual. Una vez empezada a tomar y pasada la posible recuperación, ya no medimos cuánta tomamos.

Igual que no contamos las patatas o lechuga que comemos.

Como dosis nutricionales o preventivas, el Dr. Goizet recomendaba en su libro[6] de 1871:

- Bebés hasta 6 meses: una cucharada de café (3 cc) de agua de mar disuelta con leche.
- Bebés de 6 meses a 1 año: una cucharada de café con agua de mar por la mañana y por la tarde.
- Niños de 1 año: una cucharada de café con agua de mar por la mañana y dos por la tarde.
- Niños de 2 a 3 años: dos cucharadas por la mañana y por la tarde.
- Niños de 4 a 7 años: un vaso pequeño (50 cc) por la mañana y por la tarde.
- Niños de 8 a 11 años: un vaso pequeño (50 cc) por la mañana y dos por la tarde.
- Jóvenes de 12 a 15 años: un vaso mediano (100 cc) por la mañana y por la tarde.
- Adultos: un vaso grande (150 cc) por la mañana y tarde.

En caso de producir heces líquidas, reducir la dosis.

Resumen

El agua de mar es ideal en algunos casos: deshidratación, quemaduras, intoxicaciones, hemorragias... o en situaciones terminales.

El agua de mar es conveniente para mucha gente por sus efectos nutritivos y desintoxicantes.

- Tomada en dosis pequeñas (una o dos cucharadas diarias de agua de mar) es nutritiva y depurativa sin provocar grandes procesos de curación (ni sus llamativos síntomas: dolores de huesos, de cabeza, inflamaciones, picores...).

   Todo empieza a funcionar normalmente. Nos sentimos ligeros y llenos de vitalidad.

- Dosis mayores requieren una decisión serena del enfermo, pues quizá él siente o intuye, mejor que nadie, si debe hacerlo.

   Aunque hay mucha gente que la toma y le va muy bien, puede que a nosotros no nos convenga (*véanse* párrafos siguientes).

Cuanta más tomemos, más intensos y acelerados serán los procesos depurativos o de recuperación.

   (Si sentimos síntomas de curación, como dolor de cabeza, y queremos aligerarlos, tomemos menos agua de mar y refrescaremos la cabeza). (*Véase* la información detallada en el capítulo «Guía terapéutica para el enfermo»).

El uso médico del agua de mar es arriesgado en casos como:

- Cuando el enfermo no conoce Hamer y puede confundir los síntomas de recuperación con una nueva enfermedad.
- Los mencionados por Hamer como difíciles de tratar: como algunos problemas psicológicos graves o complejos.
- Cuando la persona ha pasado una preocupación prolongada o intensa y el esfuerzo de recuperación puede ser mayor que lo que el cuerpo del enfermo puede dar.

En estos casos hay que enlentecer la recuperación para que no agote las energías del enfermo.

Para mayor seguridad, acudir a un médico que conozca el enfoque de Hamer.

Viendo el TAC cerebral un experto conoce cuál será la intensidad y duración de la fase de recuperación, y si es preciso tomar alguna medicina para ralentizar el proceso.

Capítulo 3

Cuestiones prácticas

¿Cómo tomarla?

Podemos bañarnos o introducirla en el cuerpo por cualquier abertura sin ningún problema.

> Lo único que no debemos hacer es **lavarnos el interior de la nariz diariamente con agua de mar sin rebajar**.
> De vez en cuando la podemos usar sin rebajar, pero no a diario.

Podemos beberla, enjuagarnos la boca, ponérnosla en los ojos, lavarnos los oídos, etc.

> Si calentamos el agua de mar por encima de 40 grados, pierde sus mejores propiedades.
> Si sólo queremos quitarle el frío, hay que hacerlo calentándola al «baño María» removiendo continuamente, y retirarla antes de que, al meter el dedo dentro, nos queme.[1]
> Las cosas nos queman cuando están por encima de 40 grados.

---

1. También podemos calentar el agua en una incubadora (*véase* el Apéndice 3: «Inventos caseros»).

Bebida

La podemos beber tal cual está en el mar o diluida.

Recordemos que si mezclamos un vaso de agua de mar con tres vasos de agua normal, obtenemos agua de mar **isotónica**, que tiene la misma cantidad de sal que los líquidos de nuestro cuerpo.

Como tiene la misma cantidad de sales que nuestro cuerpo, es por eso que no la sentimos ni salada ni sosa ni nos da sed.

Si tomamos líquidos o comidas más salados nos dan sed. El cuerpo nos pide compensar ese exceso de sal con agua normal o fruta o verdura.

(*Véase* el apartado que explica esto en detalle al final del Apéndice 1: «Base científica»).

> Puede que haya personas enfermas que no se den cuenta de que el cuerpo les pide agua normal. En este caso, es mejor que la tomen isotónica.

En cambio, podemos tomar tanta agua de mar isotónica como queramos y no nos dará sed.

> **Cómo preparar la mejor bebida isotónica**
>
> - Mezclamos en una botella tres cuartos de litro de agua normal con un cuarto de litro de agua de mar.
> - Podemos añadirle algo de sabor con algún zumo natural o panela.

Es la mejor bebida isotónica porque es lo más parecido al líquido que baña las células de nuestro cuerpo. En esta bebida isotónica (un vaso de agua de mar disuelto con 3 vasos más de agua de manantial), las células de nuestro cuerpo viven de la mejor manera. (Como comprobó Quinton con los glóbulos blancos). En cualquier otro líquido, se mueren.

De cualquier forma que la bebamos, es mejor mantenerla en la boca antes de tragarla.

Lo ideal es ir diluyéndola con saliva y tragarla cuando ya no la notamos salada.

En la boca se absorbe algo de los alimentos. En la India dicen que es el «prana», y por eso recomiendan masticar y no tragar la comida hasta que hayamos absorbido todo su sabor. Si estamos comiendo un manjar exquisito, ¿por qué tragamos el bocado antes de que deje de darnos sabor?

También podemos ver que absorbemos algo de los alimentos por la boca cuando tomamos una bebida alcohólica, en que sentimos sus efectos poco después de beberla, sin dar tiempo a que se asimile en el intestino.

O cuando los dentistas deben tomar precauciones especiales al retirar amalgamas para que el paciente no absorba el mercurio por el paladar.

Igualmente, los medicamentos homeopáticos los absorbemos en la boca.

El agua de mar es diurética. No conviene tomarla antes de un viaje en autobús o ir a un concierto.

Cuanta más tomamos (ya sea diluida o tal cual), más blandas nos salen las heces.

También podemos añadir una pequeña cantidad al agua que bebemos normalmente.

Si tomamos agua embotellada en garrafas, podemos añadir una pequeña cantidad a la garrafa (hasta un cuarto de litro en una garrafa de 8 litros), y así no tenemos que añadirla cada vez que tomemos de la garrafa.

Esta pequeña cantidad incluso mejora el sabor del agua y está aportando oligoelementos que de otra forma no tiene el agua normal, especialmente si el agua que bebemos es de ósmosis inversa o destilación.

En caso de beber agua del grifo, podemos llenar garrafas, añadirles el agua de mar y luego servirnos de allí.

Al ser un alimento, quita el apetito (si la tomamos antes de las comidas).

Pero no conocemos a nadie que viva bebiendo únicamente agua de mar.

> Parece que, en este sentido, las personas somos capaces de cosas increíbles, como los que viven sin comer ni beber nada o sólo bebiendo.
>
> En Europa son famosos los casos de Therese Neumann o san Nicolás de Flüe, que vivían sólo de recibir diariamente el sacramento de la comunión. Pero tal como aparece en el documental *Vivir de la luz* de P. Straubinger, esto ocurre en diversas culturas del mundo y también entre gente no especialmente religiosa.

Es posible subsistir sólo con agua de mar por un tiempo en casos excepcionales (naufragios, catástrofes…).

Los investigadores han demostrado la conveniencia para los náufragos, de beber agua de mar **en pequeños sorbos**, para sobrevivir más tiempo en el mar.

Enjuagues y limpieza dental

Podemos usar el agua de mar para cepillarnos los dientes y para enjuagarnos la boca después del cepillado.

Para curar las llagas en la boca.

En el caso de dientes con caries avanzadas (con los que sentimos sensibilidad), sirve para que no nos progrese la caries. Los enjuagues con agua de mar acaban eliminando esta sensibilidad en pocos días.

En estos casos, siempre que tomemos alimentos o bebidas ácidas (como cítricos, vino, o cerveza), debemos enjuagarnos después la boca con agua de mar.

Atención

Recordemos lo que decía Ernest Adler sobre lo perjudicial que es «matar el nervio» a los dientes. (Desvitalizarlos, hacer «tratamiento de canal», endodoncia).

(Y ya lo decía Weston A. Price hace un siglo).

No sea que con el agua de mar estemos intentando eliminar síntomas (una fístula, un dolor), que nos indican un problema que no vemos: un diente con el nervio «matado» que nos estará afectando el funcionamiento de los órganos por donde pasa su meridiano (*Véase* la web del autor y la referencia bibliográfica [4]).

Por inyección

(Recordamos que no es legal inyectarla por vía intravenosa en la Unión Europea)

La forma más común de aplicarla es por inyección subcutánea.

De forma general, René Quinton recomendaba una dosis mínima de 700 cc de agua de mar isotónica para un adulto cada cinco días. (Entre un centésimo y centésimo y medio del peso corporal).[1]

Para aplicaciones particulares se mencionan dosis en sus libros y en la web canadiense citada al final de este capítulo.

En el Apéndice 2: «Cómo poner inyecciones subcutáneas» se explican los detalles del procedimiento.

En casos graves o emergencias (hemorragias) pueden inyectarse litros de agua de mar isotónica (pues es **idéntica** al plasma sanguíneo), sin afectar al riñón. En estos casos se inyecta por vía intravenosa. (*Véase* el capítulo 5: «Preguntas frecuentes» sobre este tema).

Por el ano

Para absorberla, no como limpieza de intestinos

Podemos usar una «jeringa alimentaria» a la que acoplamos la cánula de una «pera» (de enemas). (La jeringa y la «pera» se venden en farmacias, el tubo de plástico en ferreterías).

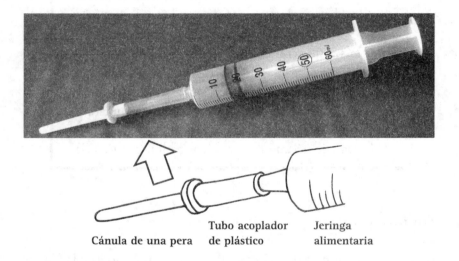

Cánula de una pera   Tubo acoplador de plástico   Jeringa alimentaria

Con ella podemos controlar muy bien la cantidad que introducimos.

Porque si introducimos más de una pequeña cantidad de agua de mar sin rebajar, el cuerpo la expulsa al rato irresistiblemente.

Aun así absorbemos algo, pero es más conveniente introducir muy poca (5 cc) o introducir más pero isotónica. De esta manera no la expulsamos.

Podemos introducir grandes cantidades (150 cc) de agua de mar isotónica y es fácil resistir que se expulse. En este caso podemos usar simplemente una «pera» de enemas.

Ventajas de este método: es tan efectivo y con un efecto casi tan rápido como inyectada, pues no tiene que pasar por el tubo digestivo. Es fácil y rápido de aplicar y permite introducir cantidades importantes de agua de mar isotónica.

Para limpiarnos los intestinos (limpieza de colon)

Aunque podemos usarla para hacer una «limpieza de colon», es mucho más efectivo el método llamado Shank Prasaland (de la India), porque limpia todo el tubo digestivo, incluyendo todos los intestinos y no sólo el colon.

Consiste en ir bebiendo vasitos de agua de mar isotónica a la temperatura corporal, e ir haciendo unos sencillos movimientos para favorecer su avance por todo el tubo digestivo.

Así hasta que la que nos sale por el ano está igual de limpia que la que bebemos. (Aproximadamente después de beber 4 litros).

Tiene además la ventaja respecto a la limpieza de colon que, como no requiere aparatos especiales, podemos hacerla en casa.

Más información en la web del autor.

En los ojos

Podemos echarnos gotas en el ojo con un gotero o podemos usar unas gafas de piscina «al revés». En vez de usarlas en la piscina para que no entre el agua en los ojos, las usamos fuera del agua para que no se salga el agua que pongamos en ellas.

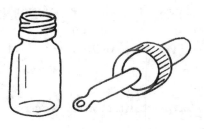

Las llenamos de agua de mar y las ajustamos bien a los ojos, con los elásticos bien tirantes de forma que no se salga el agua.

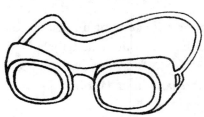

Podemos usar agua de mar isotónica o sin rebajar. Si la usamos sin rebajar, quizá nos escuezan los ojos y se nos pongan rojos. Es como abrir los ojos dentro del mar. (Hay gente a quien le escuece, y hay quien no).

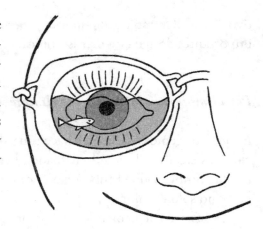

Pulverizada

Podemos usar un pequeño pulverizador en cualquier lugar.

Si pulverizamos agua de mar en una habitación la absorberemos por la nariz.

Si nos pulverizamos sobre la piel, nos refresca.

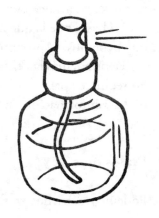

Los habitantes de zonas costeras la están respirando continuamente de esta forma, ya que la brisa marina arrastra gotitas de agua de mar hacia el interior. Igualmente en los viajes por mar.

Por eso se oxidan tanto los hierros en la costa.

Lavar el interior de la nariz

Para uso diario debe usarse isotónica.

Podemos usar una tetera para introducir el agua por un agujero de la nariz e ir expulsándola por el otro. Este método se llama Jala Neti en la India.

Para un uso ocasional podemos rebajarla hasta la mitad.

No debemos usar diariamente agua de mar sin rebajar (tal cual).

En la clínica del Dr. Pros en Barcelona se ofrecen diferentes tratamientos para la limpieza desde la nariz a los bronquios. (www.doctorpros.com)

Limpiar los oídos

Para limpiar tapones de cera de los oídos, estando de pie, introducimos el agua de mar con una pera o con una jeringa sin aguja y dejamos que salga normalmente. Nos la aplicamos 3 veces al día y el agua de mar irá disolviendo la cera.

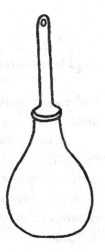

También podemos ponernos unas gotas en el oído antes de acostarnos, para que vaya disolviendo la cera. (Y acostarnos del lado opuesto al oído taponado).

Baño

Cuando nos bañamos en el mar, absorbemos el agua por la piel igual que absorbemos cualquier crema que nos ponemos.

Si usamos aceites y cremas que no se van con el agua, impedimos que nuestra piel absorba el agua de mar.

Si queremos tomar baños de agua de mar caliente en casa, podemos construirnos un «ofuro», que se explica en el Apéndice 3: «Inventos caseros».

Caída del cabello

En el libro del Dr. Goizet[6] se narra el caso de una persona que había perdido completamente el cabello quien, durante un viaje en barco de una duración de cinco meses, se duchó dos veces diariamente con agua de mar y, además, se friccionó la cabeza, por la mañana y por la tarde, con agua de mar. Al final del viaje, su cabeza estaba cubierta por una abundante cabellera.

(*Véase* cita completa en la web del autor).

¿De dónde recogerla?

Podemos tomarla de cualquier playa donde se vea limpia y no huela mal.

Si la recogemos en época de baños puede haber cremas bronceadoras flotando en la superficie del agua. Para evitarlas, sumergimos una garrafa cerrada y, debajo del agua, la abrimos y dejamos que se llene.

Si podemos aprovisionarnos antes de la época de baños, nos ahorramos este cuidado.

Cuando acaba de llover y ha llegado al mar mucha agua de lluvia o cerca de la desembocadura de los ríos es mejor no tomarla.

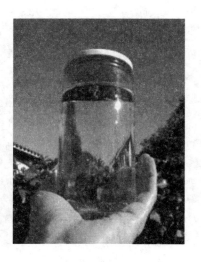

Ejemplo de agua de mar: transparente y limpia, tomada de la orilla de la playa. Luego dejada reposar para que toda la arena que pueda contener se quede en el fondo.

Así de limpia sin ninguna filtración ni tratamiento.

Si tiene barca o alguien se la puede traer de mar adentro, mejor. Pero si no, la de la orilla tiene todas las propiedades.

Conservación

Se conserva indefinidamente y no necesita estar en la nevera.

Sólo si cuando la recogemos tiene muchas algas y no la filtramos se estropeará y olerá mal. Si está en esas condiciones se la podemos echar a las plantas rebajada con agua normal.

Dónde comprarla

En España:

- En farmacias, las ampollas de agua de mar a 20 € el cuarto de litro. Se ofrece en dos presentaciones:
  - El Quinton® hipertonic, que es agua de mar tal cual, sin diluir.
  - El Quinton® isotonic, que es agua de mar rebajada con agua de manantial.
- Hay dos empresas que venden agua de mar, con las marcas: «Agua de mar» (www.lactoduero.com) y «Mediterranea» (www.aguademar.es). Se puede comprar en la sección de pescado de centros comerciales (pues se vende para cocer el marisco), y en tiendas de pescado congelado (www.lasirena.es). Filtrada y sin más tratamiento. El precio es de 1 € el litro aproximadamente.
- En tiendas de dietética se encuentra la marca Biomaris® a unos 8 € el litro.
- La fundación Aquamaris, en la playa de Badalona, la envía a domicilio pagando sólo los portes (tel. 93 464 45 29).

En otros países:

- *Véanse* los distribuidores internacionales de quinton.es (en Estados Unidos los productos Quinton sólo se venden a través de profesionales de la salud).

- En el Reino Unido, la empresa www.acquamara.com vende agua a unos 2 € el litro.
- En Alemania, la empresa www.biomaris.com vende agua a unos 6 € el litro.

Por internet pueden adquirirse en:

- www.oceanplasma.net (Empresa canadiense. Agua filtrada y ozonizada).
- www.farmacia-internacional.net (Envía los productos Quinton a todo el mundo).

En diferentes países (Estados Unidos, Japón, Brasil…) se encuentra a la venta agua de mar parcialmente desalinizada.

Puede servir para gente que viva lejos del mar, o todavía no conozca los beneficios del agua en su estado natural.

Sus web son:

- www.oceanpar.com (Brasil).
- www.h2ocean.com (en costa este de Estados Unidos).
- hawaiideepseawater.com (en Hawái).
- www.destinydeepseawater.com (en Hawái).
- www.gotdeep.com (en Hawái).
- www.ako-kasei.co.jp (en Japón).

Información en internet

- **www.Oceanplasma.org** (en francés e inglés)
  Web muy completa de médicos de Canadá que utilizan el agua de mar.
- **www.the-savoisien.com/wawa-conspi/viewtopic.php?id=1937** (en francés)
  Web que contiene direcciones de médicos que usan el agua de mar en Francia.

- **www.youtube.com**

  Se encuentran videos que muestran cómo el Dr. Epineuze aplicaba inyecciones subcutáneas para el dolor de espalda o hernias discales (Buscar «Epineuze»).

- **www.Quinton.es**

  Empresa que elabora y comercializa agua de mar microfiltrada y elaborada con procedimientos de calidad farmacológica.

- **www.Oceanplasma.com** (en inglés)

  Empresa que vende agua de mar con sede en Canadá. Filtrada y ozonizada.

Capítulo 4

Cocinar con agua de mar

Muchos platos tradicionalmente se han elaborado con agua de mar:

- El «pulpo á feira» en Galicia.
- Las «papas arrugás» en las Islas Canarias.
- Para cocer el marisco.
- Para la paella (la mitad con agua de mar).
- etc.

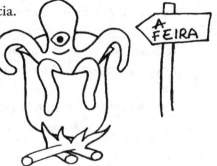

El sabor de los platos preparados con agua de mar es mejor que si utilizamos sal marina.

Cuando vivimos lejos de la costa, resulta más costoso cocinar con ella diariamente, especialmente si la hacemos hervir y se evapora parte de ella.

En un apartado posterior se explican «trucos» para cocinar con ella sin calentarla. Con ello obtenemos dos beneficios:

1. Al no calentarla por encima de la temperatura corporal (si nos quema), mantiene sus mejores propiedades.
2. Al no perder nada por evaporarse al hervirla, gastamos menos.

Para cocinar con ella hemos de tener en cuenta la cantidad de agua de los ingredientes (y no echar sal, claro).

Es decir:

- Si hacemos un guiso de patatas con calabacín, ponemos mitad de agua de mar y mitad de agua normal, pues las patatas y el calabacín son ingredientes que tienen mucha agua.

  Para ello, una vez hayamos sofrito todos los ingredientes (ajos, cebolla, patata, etc.), añadimos el agua normal y el agua de mar de forma que cubra todo. Minutos antes de apagar el fuego, añadimos el calabacín y otras verduras tiernas.
- Si hacemos una paella con verduras, que aportan su agua, entonces pondremos más agua de mar (mitad y mitad). Si la hacemos sólo con arroz, que no aporta nada de agua, pondremos una parte de agua de mar y cinco de agua normal.
- Las alubias las cocemos sin sal (si no, no se cuecen), y al acabar, en vez de echarles sal, les echamos agua de mar.

Bebidas y platos fríos

Zumos de fruta

- El sabor de la fruta enmascara lo amargo del agua de mar. Por ejemplo, coloque en un vaso el zumo de naranja exprimido y añada la tercera parte de agua de mar. El agua de mar no se notará en absoluto y el zumo mantendrá un buen sabor.

  Puede también probar con plátanos batidos u otra fruta.

Sangría

- Preparar igual que el zumo de fruta y, además, añadir vino tinto.

Limonada

Si preparamos, por ejemplo, 300 cc de limonada (agua más zumo de limón), no pondremos más de 100 cc de agua de mar. Si ponemos más, nos dará sed (de agua normal).

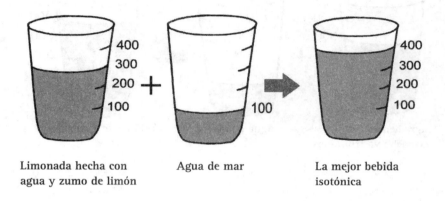

Limonada hecha con
agua y zumo de limón

Agua de mar

La mejor bebida
isotónica

De esta manera, estamos preparando la mejor bebida isotónica que podamos imaginar.

Por supuesto, para endulzar no añadimos azúcar. Podemos añadir panela (rapadura, piloncillo), que es el jugo de la caña de azúcar sin refinar, y que mantiene todas sus vitaminas y minerales (*véase* más información en la web del autor). En España se encuentra en las tiendas de comercio justo (en polvo), en grandes supermercados y en las tiendas de productos latinos (en tableta).

Cerveza

- Si añadimos una muy pequeña cantidad a la cerveza, le da más cuerpo. Si el entusiasmo por el resultado nos lleva a beber demasiada y acabamos con resaca al día siguiente, podemos aligerarla tomando agua de mar. (No debe ser excusa para beber demasiado).

Gazpacho

- Una vez triturados todos los ingredientes, añadimos el agua de mar al gusto.

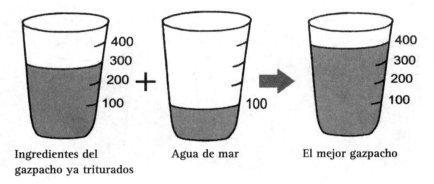

Ingredientes del
gazpacho ya triturados

Agua de mar

El mejor gazpacho

Bocadillos

- Usamos pan sin sal (normalmente el pan se elabora con sal refinada) y añadimos luego en ellos agua de mar.

Pan con tomate

- En Cataluña es típico untar las rebanadas de pan con un tomate maduro partido por la mitad y luego aliñarlas con un poco de aceite y sal.

  Si usamos pan sin sal ya seco y duro, además de untar el tomate podemos rociarlo con un poco de agua de mar antes de echar el aceite.

Ensaladas

- Podemos aliñarlas con agua de mar en vez de sal.

Tanto para bocadillos como para ensaladas, podemos usar un pulverizador para controlar mejor la cantidad; y es mejor aplicar el agua de mar antes que otros aliños: aceite o salsas, porque si no, resbala sobre éstos y no impregna la verdura.

Ensalada de frutas (macedonia)

- Una vez pelada y troceada la fruta (como la naranja, melón, plátano, mango…), podemos aliñarla con agua de mar con un pulverizador. El agua de mar realza el sabor de la fruta.

  (Si no tenemos agua de mar, también podemos espolvorear un poco de sal marina).

Platos calientes

Ya que el agua de mar pierde sus mejores propiedades al calentarla por encima de 40 grados, para preparar platos calientes hemos de hacer un pequeño **truco**:

> Preparamos los platos sin caldo o espesos y luego, una vez que ya se han enfriado lo suficiente como para que no quemen al tacto, añadimos el agua de mar.

También hay unos termómetros que miden el calor que emiten las cosas sin tocarlas. (*Véase* el Apéndice 3 para más detalles).

En este caso, conviene remover la comida para no medir sólo la temperatura de la superficie y que por dentro esté mucho más caliente.

No utilice los termómetros habituales para medir la fiebre, pues se romperán si la temperatura es alta.

Puré de patatas

- Hervimos las patatas al vapor (si las hacemos hervidas dentro de agua, al acabar, las escurrimos).
- Las chafamos mientras se van enfriando.
- Cuando ya no queman al tacto añadimos el agua de mar. La justa medida es cuando queda cremoso: ni líquido ni muy espeso.
- Añadimos un chorrito de aceite y una hoja de perejil de adorno.

Queda un puré delicioso.

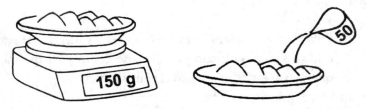

Si tenemos 150 g de patatas hervidas, añadimos 50 g de agua.

Gachas

- Hervimos el cereal con el que las elaboremos en poca agua.
- Cuando lo apartamos del fuego esperamos a que se enfríe y luego añadimos el agua de mar.

Sopa de ajo

- Hacemos normalmente la sopa de ajo friendo los ajos, echando el agua normal cuando ya están fritos y añadiendo el pan desmenuzado (mejor pan sin sal, claro). Hay que echar poca agua y mucho pan, de forma que quede muy espesa.
- Cuando se ha enfriado lo suficiente para que tocándola no nos queme, le añadimos el agua de mar.

Plátano frito

- Cortamos el plátano en rodajas y lo freímos en la sartén hasta el punto que prefiramos (no es preciso que llegue a dorarse). Lo vertemos sobre el plato y esperamos que se enfríe un poco. Añadimos un chorro de agua de mar y revolvemos bien. El dulce del plátano enmascara el amargo del agua de mar.

Sopa

- Podemos preparar cualquier sopa con poco caldo y sin sal, y, una vez templada en la mesa, añadirle la tercera parte de agua de mar.

La regla general es que podemos añadir la tercera parte de agua de mar a la comida que tengamos preparada (y no echar sal, claro).

Otros usos en la cocina

- Para desamargar las aceitunas (en vez de usar agua con sal).
- Para poner en remojo por la noche los garbanzos antes de cocerlos.

> Puede tener en la mesa de comer una botella con agua de mar para que la familia se sirva a su gusto, como un aliño más.

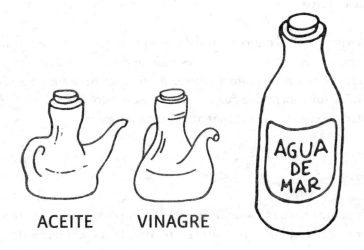

ACEITE   VINAGRE

Capítulo 5

Preguntas frecuentes

Me encuentro bien. ¿Notaré algo si tomo agua de mar?
Cuanto mejor se encuentre, menos efectos notará.

¿Pierde las propiedades al mezclarla con zumos o rebajarla?
No. Sólo si la calienta por encima de 40 grados (la temperatura que soportamos sin quemarnos).

¿Y será bueno para el riñón o para la presión tanta sal?
Pruebas realizadas en geriátricos, donde muchos de los ancianos suelen tener alta la presión, demuestran que normaliza la presión y es diurética. (Y cualquier libro de medicina le explica que el riñón necesita el sodio de la sal para funcionar).

En experimentos con perros a los que se les inyectó una gran cantidad de agua de mar rebajada, se comprobó que el riñón era capaz de eliminar sesenta veces más orina de lo normal sin afectar la salud a largo plazo del animal. (*Véase* el Apéndice 1 titulado «Base científica»).

¿No tiene ninguna contraindicación el agua de mar?
El vademécum médico francés de 1975,[3] dice que no tiene contraindicaciones.

Pero si tomamos más de un par de cucharadas diarias, podemos empezar un proceso de curación importante con sus propios síntomas, y hemos de conocer el enfoque de Hamer para comprender bien lo que está haciendo el cuerpo.

Pero el médico me ha recomendado no tomar tanta sal

Hemos de pedir consejo a un médico que conozca la diferencia entre la sal refinada y la sal marina –la de toda la vida.

En Japón,[1] desde que eliminaron por ley las salinas (se eliminó la producción de sal marina), se ha producido un aumento de la hipertensión.

Pero el agua del mar está contaminada

En el agua puede haber dos tipos de contaminaciones:

- la contaminación biológica producida por microbios,
- la contaminación producida por productos químicos.

La contaminación biológica sólo es posible en la misma desembocadura de los ríos, pues, más lejos, la sal mata cualquier microbio.

(Cualquier biólogo sabe que es imposible hacer cultivos de patógenos en agua de mar).

Hay algo maravilloso en el mar, y es que, aunque el mar está lleno de bacterias, ninguna de ellas es perjudicial para el hombre o los animales. El mar sólo mata las bacterias perjudiciales para los animales o para el hombre. Es increíble pero es así.

Respecto a la contaminación por productos químicos, el agua del mar se deshace rápidamente de ellos por arriba y por abajo.

- Por arriba los que son más ligeros que ella, y los deja evaporar o que los descomponga la luz del sol.

---

1. La información en inglés está en web.ako-kasei.co.jp/en/column/umigaanatawo kaeru/index.html

En caso de que cambien el sitio donde está la información dentro de la web de la empresa Ako-kasei, pueden encontrarla buscando «1971 site:ako-kasei.co.jp» en su buscador.

- Por abajo depositándolos en el fondo.

  Igual que cuando recogemos agua de mar en la playa, que siempre contiene algo de arena que queda rápidamente en el fondo.

Parece como si el mar tuviera algún motivo para mantener sus características, pues a pesar de todos los cambios geológicos, el mar ha mantenido su idéntica composición durante los últimos 4.000 millones de años (que es la edad de los océanos).[2]

> Cuando nos bañamos, el agua de mar nos penetra por la piel como cualquier crema que nos ponemos. Si estuviera contaminada, enfermaríamos.

¿Qué me pasará si bebo demasiada (medio litro de golpe de agua de mar sin rebajar)?

De entrada, y evidentemente, le dará sed de agua normal (beba lo que le pida el cuerpo, que será el triple de lo que haya bebido de agua de mar sin rebajar).

Probablemente le produzca heces líquidas. Deje de tomar y en un día o dos se normalizarán. No conviene hacerlo pues se irrita inútilmente el tubo digestivo.

Si quiere hacer una limpieza de intestinos, use mejor agua de mar isotónica.

> Es muy normal tomar medio litro de agua de mar al día, pero no de golpe.

---

2. Web del Departamento de Ecología de la Facultad de Biología de la Universidad Complutense de Madrid: www.ucm.es/info/ecologia/Descriptiva/OCEANO2/los_oceanos.htm

¿Qué me pasará si bebo mucha (un litro) de agua de mar rebajada (isotónica)?

Si se encuentra bien, no notará nada (sólo que, al ser nutritiva, quita el apetito).

Cuanto peor se encuentre, más mejoría notará en su estado general.

En la limpieza de intestinos descrita en el capítulo 3 se suelen ingerir de 3 a 5 litros (en 4 o 5 horas).

¿Qué me pasará si me inyecto mucha?

Cuanto peor se encuentre, más mejoría notará en su estado.

Si usa agua isotónica puede inyectarse litros sin efectos perjudiciales.

> Si usted se encuentra bien y se inyecta 250 cc, no notará nada.
>
> Es como limpiar una casa que ya está limpia. ¿Notaremos algún cambio?: no.
>
> (Evidentemente, si se la inyecta por vía subcutánea en poco rato, se formará un bulto del tamaño de una pelota de tenis que tardará unas horas en desaparecer).

Los animales a los que se les inyecta agua de mar sin diluir en gran cantidad (200 cc a un perro de 10 kg por ejemplo), permanecen durante un tiempo echados en el suelo. Más tiempo permanecerán cuanta más cantidad se les inyecta.

Beben el triple de lo que se les inyecta. Luego están rejuvenecidos.

En el Apéndice 1 titulado «Base científica» podemos leer los experimentos que hizo Quinton con perros. En ellos usó agua de mar isotónica.

¿Es posible que no me siente bien el agua de mar? Parece que me duele la cabeza cuando la tomo, o los huesos, o...

Sin comprensión previa del enfoque de Hamer puede parecernos que el agua de mar «nos sienta mal», porque confundimos los síntomas de curación con una enfermedad (dolores de cabeza, inflamaciones, picores, son típicos de la fase de recuperación). Mejor consultarlo con un médico o terapeuta que conozca el enfoque de Hamer. *Véase* el capítulo 13, en el que se revisa el caso de una persona a la que inicialmente «le sentó mal».

> No siempre los dolores se presentan en la fase de recuperación, hay enfermedades en las que los dolores se presentan en la fase de estrés, como úlceras, anginas de pecho, etc.

Soy musulmán. ¿El agua de mar es **Halal***?*

El Centro Cultural Islámico de Valencia (España) certifica que el agua de mar contenida en los productos Quinton® es *Halal* (apta para el consumo por musulmanes).

¿Es lo mismo agua con sal marina o sal de roca que el agua de mar?

Antes de que se extendiera el uso de la sal refinada, lo común era usar sal marina o sal de roca, tanto para las personas como para los animales.

Y siempre se han usado las propiedades medicinales de las aguas saladas de interior (como el agua de Carabaña en España o la del Great Salt Lake en Estados Unidos).

La sal marina (y el agua de mar) se usan en muchos medicamentos, tanto modernos como tradicionales (ayurvédicos). Por ejemplo, el medicamento homeopático más usado, el Natrum Muriaticum, es sal marina. (Aunque sólo algún fabricante usa sal marina para elaborarlo, respetando la formulación de Hahnemann, porque en su tiempo no se refinaba la sal).

A falta de agua de mar, el agua con sal marina o de roca es un buen sustituto, pero no tiene todas las propiedades del agua de mar. Por ejemplo, sólo en el agua de mar rebajada (isotónica) viven perfectamente los glóbulos blancos.

¿No es mejor el agua del Atlántico que contienen las ampollas de la farmacia o las botellas de la tienda, que está recogida de un sitio especial, que el agua que yo pueda recoger en la playa?
La experiencia indica que el agua de cualquier playa tiene todas sus poderosas cualidades.

¿Tienen las aguas de todos los mares y océanos el mismo efecto?
En cuanto a sus efectos medicinales, así lo indica la experiencia.

¿Pierde el agua de mar propiedades al transportarla?
Es una pregunta con sentido. Por ejemplo, los productores de vino saben que no sabe igual el vino en un lugar a nivel del mar que en un sitio elevado, y que conviene reposarlo después de transportarlo.

Las experiencias médicas históricas muestran que el agua de mar mantiene sus propiedades aunque se transporte.

Pero no por ello tenemos que ir a buscar un agua más cristalina a una playa recóndita y lejana.

Porque parece que la naturaleza nos proporcione lo que más nos conviene en cada momento y lugar:

- La fruta más jugosa viene en el verano, cuando más sudamos y necesitamos reponer líquidos.
- Los higos de un lugar seco tienen menos agua que los de la costa, quizá porque en un lugar seco se suda menos y necesitamos menos agua en la fruta.

Por eso conviene también que nuestra comida sea cultivada lo más cerca de donde vivimos.

¿Con qué agua se debe rebajar el agua de mar que bebamos?
Con la misma que se use para beber.

¿Cuánto tardaré en sentir sus efectos?
Los efectos son inmediatos. Generalmente, en pocas horas se incrementa todo el bienestar corporal.

Véase los casos relatados más adelante.

Tomo medicamentos, ¿el agua de mar me irá bien?
El agua de mar le ayudará a paliar los efectos secundarios de la medicación y le servirá como un regenerador general.

Aquí recomendamos la ingesta de agua de mar con la comprensión del enfoque de Hamer, según el cual en un muy bajo porcentaje se necesita tomar algún medicamento.

Tengo una hernia discal, ciática, dolor de espalda… ¿me puede ayudar el agua de mar?
El Dr. François Epineuze curaba el 100 % de estas dolencias sólo con inyecciones subcutáneas de 250 cc de agua de mar isotónica, alrededor de las vértebras afectadas, en una, dos o tres sesiones. El resultado no es tan bueno cuando ya se han realizado operaciones. (*Véanse* sus videos en www.youtube.com). Los médicos que realizan estas inyecciones lo llaman en España «hidrotomía percutánea».

Estoy para / tetrapléjico, ¿me puede ayudar el agua de mar?
Es posible, y quizá no sea el primero. Aparte del agua de mar, empieza a haber otros remedios médicos bastante naturales (utilizando células del propio enfermo), que son muy interesantes; como el de la Dra. Almudena Ramón Cueto o el de la Dra. Marta Abad Collado (laboratoriocellulartherapy.com) con un ámbito más amplio.

¿Hay casos en los que el agua de mar no produzca efecto?
Sí, cuando el que la toma se encuentra perfectamente o cuando el enfermo toma demasiada poca.[2]

Soy vegetariano, ¿puedo tomar agua de mar?
El agua de mar (sin microfiltrar) contiene multitud de seres vivos (algas, bacterias), pero éstos no son animales, y por lo tanto, sí puede tomarla.

¿Tiene en los animales el mismo efecto que en las personas?
Sí.

Capítulo 6

El enfoque médico de Hamer

Si llevo a una fiesta unos zapatos muy bonitos pero que me rozan el pie,

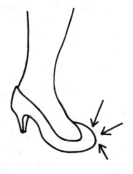

acabaré con esa zona del pie enrojecida, dolorida, caliente y un poco inflamada:

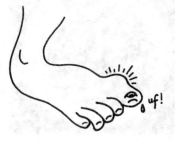

¿Estamos enfermos? No.
¿El pie está enfermo? No.

Decimos que *no* porque sabemos lo ocurrido.

Nuestro DESEO de llevar esos zapatos a la fiesta ha sido la causa de la herida.

Cuando eso mismo nos pasa en otro sitio de la piel, decimos que «tenemos una enfermedad».

> La única diferencia es que antes conocíamos la causa y ahora no.

Cuando eso mismo nos ocurre en el interior del cuerpo, decimos que «estamos enfermos» porque no conocemos la causa.

> Hamer nos dice, para cada enfermedad, cuál fue el pensamiento que llevó a ella.

Y, además, cualquier experto lo ve con sólo mirar el TAC (radiografía) de nuestro cerebro.

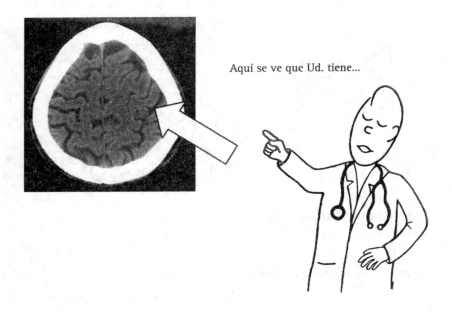

Aquí se ve que Ud. tiene...

Cuando tenemos estos síntomas:

- dolor,
- calor,
- enrojecimiento,
- inflamación,

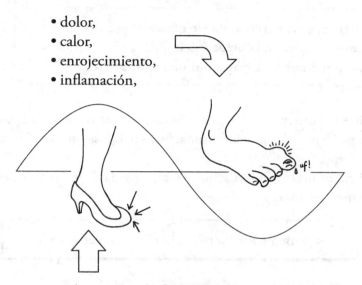

es porque **antes** hemos estado **forzando** el cuerpo por un **deseo**.

Lo mismo ocurre con las enfermedades:

Los cánceres ductales de mama (el 90 % de los cánceres de mama en España), son **inflamaciones** que aparecen en este momento.

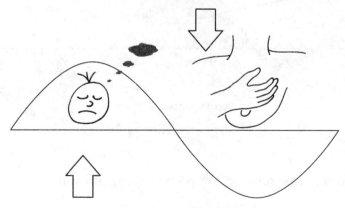

Están motivadas porque **antes** hemos forzado el cuerpo por una preocupación grave por la separación de un ser querido.

En un capítulo posterior se explica en detalle el cáncer de mama.

¿Qué hacer en estos casos?

> Dejar que el cuerpo acabe de repararse por sí solo
> y evitar recaer en la preocupación
> (no ponernos los zapatos por una temporada).

Las heridas internas no las sentimos tanto como las de la piel porque en la piel hay muchas más terminaciones nerviosas que en el interior del cuerpo.

Pero las heridas internas son iguales que las que nos hace el zapato que nos roza.

> Los pensamientos son la causa de las enfermedades.

Cuanto más dura el esfuerzo y más intenso es, mayor es luego la reparación.

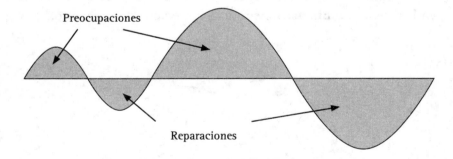

Por eso conviene solventar los problemas cuanto antes.

El enfoque de Hamer...

... nos sirve para todas las enfermedades graves
más comunes:
- cáncer,
- problemas de corazón,
- osteoporosis,
- problemas psicológicos,
- ...

... nos sirve para las enfermedades leves:
- dientes,
- problemas visuales,

... no nos sirve para las enfermedades causadas por:
- desnutrición,
- intoxicaciones o envenenamientos,
- lesiones por sobreesfuerzos o traumatismos.

(Porque estas tres últimas enfermedades no están
causadas directamente por un choque psíquico).

Nota: Cuando las enfermedades las padecemos desde el nacimiento, hay que buscar el choque psíquico durante el embarazo o en traumas de antepasados que hemos recibido a través de nuestros padres. Para ello hay terapeutas que tienen en cuenta la genealogía, como Enric Corbera.

¿Cómo caemos enfermos?

Hamer es un médico (no es psicólogo ni psiquiatra) y, por tanto, se centra en las cosas materiales; y ve, que a partir de un momento dado, el cuerpo se empieza a alterar, empieza la enfermedad.

> Hamer descubre que la enfermedad empieza cuando sentimos un choque emocional.
>
> (También puede estar producida por desnutrición, intoxicación o lesión).

Toda enfermedad empieza con una «preocupación vital grave». O como dicen los chamanes en México, que en vez de decir que alguien está enfermo, dicen que «tiene un susto».

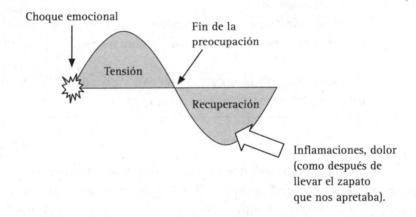

Choque emocional

Fin de la preocupación

Tensión

Recuperación

Inflamaciones, dolor (como después de llevar el zapato que nos apretaba).

> Ni los productos químicos, ni las ondas de los móviles nos producen el cáncer directamente.
>
> No hay nada cancerígeno.
>
> Pero las ondas o las sustancias químicas nos intoxican y debilitan el cuerpo, y, con un cuerpo débil, todo lo que nos ocurre nos afecta más.

Normalmente, el reposo nocturno es suficiente para reparar lo dañado durante el día. Pero cuando esto no es así, porque hemos sufrido un choque emocional que nos mantiene durante un tiempo muy preocupados, el cuerpo no da abasto para reparar por la noche lo dañado durante el día y se va acumulando un daño que, al repararlo, provoca inflamaciones y dolores bien visibles.

¿Cómo evoluciona la enfermedad?

Las dos etapas de la enfermedad

Los síntomas típicos de cada etapa son:

Etapa de preocupación	Etapa de recuperación
estrés	cansancio y bienestar
poco apetito	buen apetito
mal dormir	buen dormir
manos frías	manos calientes

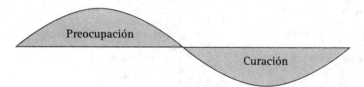

Frecuentemente nos damos cuenta de que estamos enfermos cuando estamos ya en la etapa de recuperación.

Es decir, enfermedades como las siguientes, **son sólo síntomas de recuperación** de una época de tensión anterior:

- cáncer de mama ductal,
- cáncer de colon rectal,
- cáncer de piel,
- leucemia.

En estos casos sólo hay que intentar no recaer en la preocupación que los causó y dejar que la recuperación prosiga su curso.

Hay otras enfermedades que indican que **todavía estamos en la etapa de preocupación:**
- cáncer de pulmón,
- cáncer de próstata,
- cáncer de páncreas,
- cáncer de colon,
- osteoporosis.

En estos casos tenemos que resolver la causa psicológica para pasar a la de recuperación.

En estos casos Hamer nos avisa de los síntomas que vamos a tener en la etapa de curación, y así los recibimos con otro ánimo.

Las causas psicológicas de cada una de las anteriores son:

Síntoma	Choque emocional
cáncer de pulmón	miedo a morir
cáncer de próstata	dejar de sentirse hombre
cáncer de páncreas	pelea con otros familiares
cáncer de colon	sentir que nos han hecho una guarrada
cáncer de útero	problemas para la reproducción o descendencia
osteoporosis	equivocarnos sintiéndonos menos que los demás en algún aspecto

(Toda la lista de enfermedades con una explicación más completa de cada causa psicológica y con ejemplos, se encuentra en los libros del Dr. Hamer. Son lo que comúnmente se llaman «las tablas de Hamer»).

En algunos órganos (estómago, vejiga y útero), los cánceres tienen causas distintas dependiendo de su localización exacta, y unos cánceres aparecen en la época de preocupación y otros en la de curación.

Las enfermedades crónicas

Las enfermedades se convierten en crónicas porque tomamos medicamentos que detienen la recuperación.

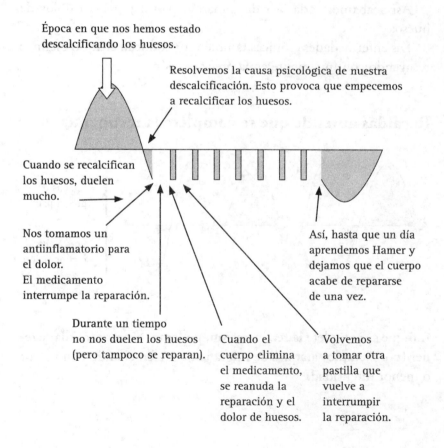

Época en que nos hemos estado descalcificando los huesos.

Resolvemos la causa psicológica de nuestra descalcificación. Esto provoca que empecemos a recalcificar los huesos.

Cuando se recalcifican los huesos, duelen mucho.

Nos tomamos un antiinflamatorio para el dolor.
El medicamento interrumpe la reparación.

Así, hasta que un día aprendemos Hamer y dejamos que el cuerpo acabe de repararse de una vez.

Durante un tiempo no nos duelen los huesos (pero tampoco se reparan).

Cuando el cuerpo elimina el medicamento, se reanuda la reparación y el dolor de huesos.

Volvemos a tomar otra pastilla que vuelve a interrumpir la reparación.

Por ejemplo (esquema de la página anterior):

Hemos pasado una época en la que se nos han descalcificado los huesos.

Ahora entramos en la época de recuperación y nos empiezan a doler porque se están recalcificando.

Los medicamentos antiinflamatorios detienen la recuperación del cuerpo, y con ello nos dejan de doler los huesos.

Cuando el cuerpo elimina el medicamento, (porque los medicamentos son intoxicantes que el cuerpo tiende a librarse de ellos por sí solo), vuelve a empezar la recalcificación del hueso y nos vuelve a doler.

Así acabamos toda la vida tomando pastillas para el dolor de huesos.

Las enfermedades crónicas también se producen cuando estamos recayendo continuamente en la preocupación.

Recaídas antes de que se complete la recuperación

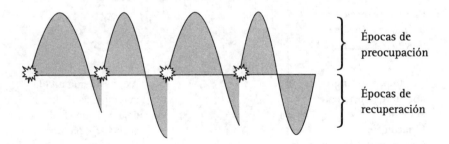

Épocas de preocupación

Épocas de recuperación

Aunque se complete la recuperación, podemos recaer otro día, y tener (por ejemplo) ataques de migraña de vez en cuando con mayor o menor intensidad.

Recaídas después de completar la recuperación

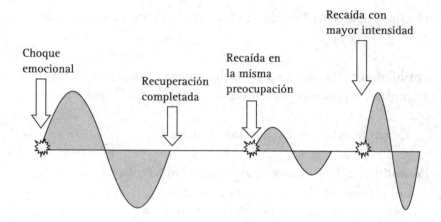

Las recaídas son algo habitual porque solemos tropezar varias veces con la misma piedra.

> Lo que provoca la enfermedad y la curación son los pensamientos.

La enfermedad empieza por un choque emocional y la recuperación empieza cuando superamos ese choque y nos liberamos de la preocupación.

Hamer nos ayuda a descubrir de cada enfermedad su causa psicológica, que debemos resolver o evitar recaer. Y nos enseña a dejar evolucionar la enfermedad (en los casos graves hay que controlar la evolución), hasta la recuperación total.

> Lo que importa no es lo que nos ocurre, sino cómo nos lo tomamos.

Un mismo hecho puede provocarnos diferentes consecuencias:

Hecho: Hemos perdido dinero (no encontramos dónde lo guardamos).

Posibilidad 1: Pensamos que es culpa nuestra porque «tenemos poca memoria», o porque «ponemos poca atención en lo que hacemos», etc.
Consecuencia: descalcificación de huesos.

Posibilidad 2: Pensamos que alguien nos lo ha robado y lo sentimos como que nos está haciendo una guarrada.
Consecuencia: cáncer de colon o colon rectal.

Posibilidad 3: Consigo ver el lado bueno a lo ocurrido. O no lo consigo y paso unos días mal pero luego «paso página» y me olvido del tema pensando que con salud volveré a trabajar y a ganar más dinero.
Consecuencia: ninguna enfermedad.

Continuamente recibimos choques emocionales más o menos graves. Cuanto antes los resolvemos, menos nos dañan el cuerpo y en menos tiempo reparamos las lesiones.

Ningún hecho externo nos provoca la enfermedad.
Sólo nuestra incapacidad de aceptarlo crea el choque emocional que nos lleva a la enfermedad.

TAC

Según el lugar donde aparece una mancha en el TAC (radiografía) de la cabeza, y según el tamaño que tenga, los expertos saben:

- En qué órgano está el problema y qué preocupación lo causó.
- La importancia del problema: el tamaño del problema en el órgano y si la preocupación es o ha sido muy intensa y prolongada.
- Si la preocupación está ya resuelta y si el órgano está ya en la etapa de curación o todavía no.

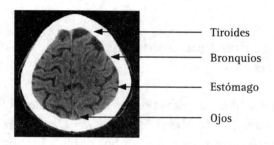

Tiroides

Bronquios

Estómago

Ojos

Recaída natural a mitad de la curación

A mitad de la época de recuperación se produce una recaída natural que hay que conocer y prevenir en los casos graves.

Esta «recaída natural» tiene una duración y unos síntomas diferentes para cada enfermedad.

La duración va entre pocos segundos y cuatro días.

Esta recaída puede pasar desapercibida si la preocupación fue poco intensa y duró poco, o ser más visible en el caso contrario.

Cuando el choque psíquico fue sentir la pérdida de todo o de parte de lo que considerábamos «nuestro territorio» (sólo en los hombres diestros), esta recaída es un ataque al corazón, que será peligroso si ha sido un sentimiento intenso mantenido muchos meses.

En un capítulo posterior se explica en detalle el ataque al corazón.

Cómo conseguir la información original del Dr. Hamer

- Adquiriendo sus libros en la editorial Amici di Dirk (en Málaga, España). Tel. (+34) 952 59 59 10.
- Consultando la web de Hamer (www.dr-rykegeerdhamer.com) donde también podemos adquirir sus libros.

Otros medios de divulgación de sus descubrimientos

- Pueden consultarse libros escritos por sus numerosos seguidores, como *Me he tratado con la Nueva Medicina del Dr. Hamer* o *El cuerpo como herramienta de curación*, ambos publicados por Ediciones Obelisco.

- En internet:
  - learninggnm.com de Canadá, en inglés y español.
  - www.newmedicine.ca de Canadá, en inglés y español.
  - www.germanische-heilkunde.at de Austria, en alemán (con calendario de seminarios en toda centro-Europa).
  - nmg.creatuforo.com foro en español.
  - www.albanm.com en italiano.

- Videos sobre Hamer en **www.youtube.com**:
  - Buscar «Las 5 leyes biológicas de la Nueva Medicina», donde encontraremos un video en varias partes muy completo.
  - Buscar «GNM» o «Die 5 biologischen naturgesetze», donde aparece el video anterior entero (4 horas). Pueden elegirse diferentes subtítulos pulsando en CC.
  - Buscar «Hamer cáncer» donde aparecen sus entrevistas.

Lo bueno del enfoque de Hamer es que:

- cualquiera puede entenderlo
- cualquiera puede comprobarlo en sí mismo o en los demás

Cualquiera de nosotros comprobamos el enfoque de Hamer cuando vemos en sus libros cómo expone correctamente cuál es la preocupación causante de cada enfermedad.

Y nos avisa de los síntomas que tendremos:

- Sudores por la noche.
- Dolores de huesos.
- …

Y así los recibimos con otro ánimo.

Capítulo 7

Poniendo en perspectiva el enfoque de Hamer

El respaldo irrefutable

Desde siempre se ha intuido la relación entre lo que pensamos y nuestras enfermedades, pero Hamer es el primero que aporta la prueba objetiva de esta relación: basta ver el TAC craneal para hacer un diagnóstico preciso, tanto de la situación del cuerpo como de la mente.

Ambas se ven en el TAC con una mancha.

Sólo viendo la mancha, el experto sabe:

1. qué enfermedad orgánica hay,
2. qué preocupación la causó,
3. en qué estado está la preocupación (sin resolver o ya resuelta) y la enfermedad (curándose ya o todavía no).

Con 100 % de certeza

Si no se ve nada en el TAC, no hay enfermedad ni preocupación, por muy deteriorado que esté el órgano o dura que sea la vida de la persona.

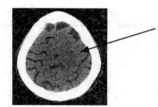

TAC sin mancha en la zona del pulmón.
Pueden estar los pulmones llenos de alquitrán, pero no hay cáncer de pulmón ni miedo a morirse.

Fumando mucho podemos acabar con los pulmones llenos de alquitrán y con dificultades de respirar, pero si no caemos en un miedo a morirnos, no tendremos cáncer de pulmón (ni se verá nada en el TAC).

Hamer pone «patas arriba» la medicina

En nuestra vida, a medida que vamos aprendiendo, vamos dejando atrás conocimientos equivocados y adoptando nuevos conocimientos más verdaderos.

Como cuando la culebra cambia la piel, que deja atrás la piel que le sirvió pero que ahora le molesta para seguir creciendo.

Desde los años ochenta se conoce el enfoque de Hamer. Y cualquiera que quiere, puede comprobar su validez.

Como la culebra, los médicos pueden dejar atrás conocimientos que, en su tiempo, sirvieron; pero a la nueva luz de Hamer se ven claramente como equivocados.

Los títulos de medicina siguen siendo válidos, pues los descubrimientos de Hamer no explican todo el funcionamiento corporal.

La función del médico sigue siendo necesaria, con renovados conocimientos.

Funciones diferentes de médicos y terapeutas

Nosotros mismos, o con ayuda de alguien, debemos llegar a un diagnóstico:

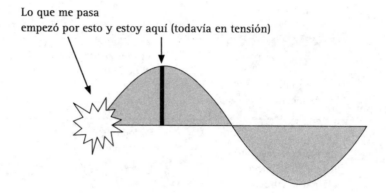

O bien:

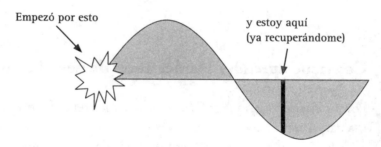

En el primer caso, son más necesarios los terapeutas porque nos pueden ayudar a superar el choque emocional y empezar la fase de recuperación.

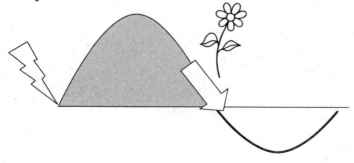

En el segundo, son más útiles los médicos, pues en algunos casos es necesario el uso de alguna medicina para ralentizar la curación y que sea menos intensa, o realizar alguna cirugía.

Dicho de otra forma:

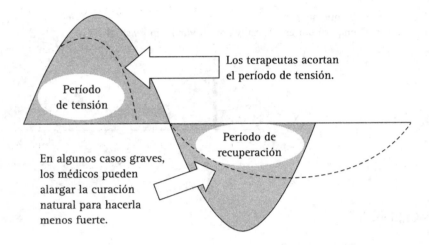

Los terapeutas acortan el período de tensión.

Período de tensión

Período de recuperación

En algunos casos graves, los médicos pueden alargar la curación natural para hacerla menos fuerte.

Conviene aprender Hamer antes de necesitarlo

Porque cuando estamos enfermos no solemos tener la suficiente calma para aprenderlo.

Además, en cuanto conocemos el enfoque de Hamer, vamos a empezar a verlo corroborado en la gente que nos rodea.

Y esta seguridad que nos da la propia experiencia, nos valdrá más que el oro, si un día somos nosotros los enfermos.

El enfoque de Hamer no es la panacea (la cura de todos los males) porque no es una terapia

El enfoque de Hamer sólo nos proporciona un diagnóstico.

Aunque ya es mucho saber lo que nos pasa y por qué nos pasa, una vez lo sabemos, **el enfoque de Hamer no nos proporciona un «cómo»** arreglarlo. (En caso de que tengamos todavía que superar el choque emocional).

No hay una «terapia de Hamer» porque los descubrimientos de Hamer nos demuestran que las enfermedades empiezan por un choque psíquico y nos explica cómo responde el cuerpo, pero no son herramientas para resolver los choques psíquicos.

El enfoque de Hamer es como un mapa que nos indica (*véase* la página siguiente):

- dónde estamos,
- por qué carretera hemos llegado (y podemos tomar para salir),

podemos salir de donde estamos caminando por nuestro propio pie o solicitando los servicios de un taxi (de un terapeuta) en caso de que todavía estemos con la preocupación grave.

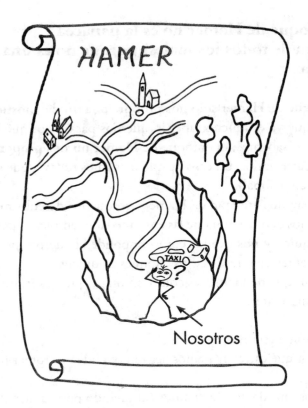

Nosotros

Si contratamos los servicios de un taxista (terapeuta) para salir de donde estamos, evidentemente el taxista debe saber orientarse para sacarnos de allí (debe conocer el enfoque de Hamer). Si no, estaremos perdidos dando vueltas los dos juntos (como los enfermos crónicos que siempre están acompañados de su medicina o su médico, pero nunca acaban de sanar).

> Cierto es que, aunque Hamer no es una terapia, con sólo tener un diagnóstico correcto de lo que nos pasa, ya evita muchos problemas; pues cánceres comunes como el cáncer de mama ductal o el colorrectal aparecen cuando ya está superado el choque psíquico y sólo hay que acompañar el proceso de reparación natural del cuerpo.

Capítulo 8

El cáncer de pecho
y el ataque al corazón

El cáncer de pecho

El cáncer de mama «ductal» es el tipo de cáncer de mama más común (el 90 % de los casos). Es el cáncer de los conductos de la leche.

Estos conductos son los que llevan la leche de las glándulas que producen la leche al pezón.

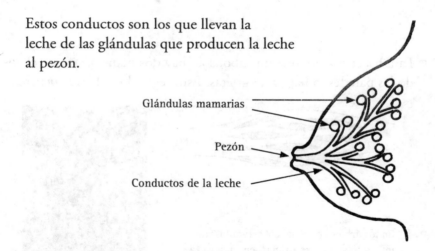

Glándulas mamarias

Pezón

Conductos de la leche

En las mujeres diestras, se produce el cáncer en la mama derecha por haber padecido una separación traumática del marido, y en la mama izquierda si padeció una separación traumática del hijo (y al revés en las mujeres zurdas).

Lo mismo les pasa a los animales.

Cuando a las vacas se les aparta del ternero, sufren por ello y acaban con mastitis, que es el cáncer de pecho de los conductos de la leche.

(Y los ganaderos lo único que hacen es sacarles la leche con cuidado para que no se les acumule y les duela).

Cuando la mujer sufre un choque psíquico por la separación de un ser querido se agrandan los conductos de la leche.

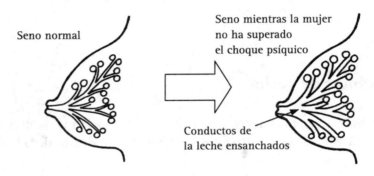

Seno normal

Seno mientras la mujer no ha superado el choque psíquico

Conductos de la leche ensanchados

Para hacer más grande un tubo, sólo hay dos maneras: o estrechando las paredes, o haciendo grietas. Esto segundo es lo que ocurre.

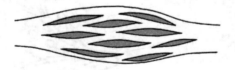

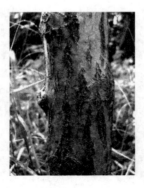

En los árboles podemos observar las mismas grietas que se forman en la corteza cuando van creciendo:

Estas grietas se van produciendo y ensanchando **mientras la mujer todavía está preocupada por el choque de la separación** del ser querido.

Pero dichas grietas no producen ningún síntoma externo ni dolor.

Es sólo a partir del momento que supera el choque psíquico de la separación, que el cuerpo empieza sus tareas de reparación y empiezan a manifestarse los bultos en el pecho.

Estos bultos no son más que la cicatrización de las llagas internas en los conductos de la leche.

(Como en cualquier herida, al cicatrizar las grietas en los tubos de la leche éstos se inflaman).

Conducto de la leche

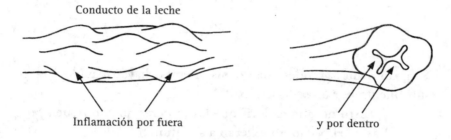

Inflamación por fuera   y por dentro

Esta inflamación, además de notarse como un bulto por fuera, puede tapar los conductos de la leche y producir dolor si se acumula la leche.

La mujer sólo tiene que dejar que el cuerpo haga su trabajo, igual que cuando se cicatriza una herida. Vida normal, dieta normal, etc.

> Lo que decide siempre la evolución de la enfermedad es el estado mental: la superación de la preocupación y la no recaída en la misma.

El cáncer de pecho de tipo «lobular»

Este tipo de cáncer representa el 10 % de los cánceres de pecho.

Las piedras que les aparecen a algunas mujeres en los pechos son cánceres de tipo «lobular» (proliferación de las glándulas mamarias), que han pasado sin darse cuenta.

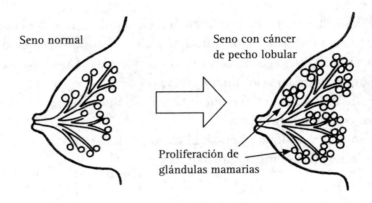

Seno normal

Seno con cáncer de pecho lobular

Proliferación de glándulas mamarias

Son tanto más grandes cuanto más tiempo hayan pasado con el sufrimiento por un ser querido.

(**Esto no quiere decir que las mujeres que no tienen piedras en el pecho no quieran a su familia**).

A partir del momento que superan la preocupación, hay dos posibilidades:

1. La mujer no está vacunada de la tuberculosis, por lo que tiene estas bacterias que se irán comiendo el tumor y el pecho quedará como estaba antes.
2. La mujer está vacunada de la tuberculosis, por lo que **no** tiene estas bacterias y el tumor se convertirá en una piedra (se «calcificará»).

Si la mujer se hace una mamografía en la etapa de tensión, el tumor está creciendo. Si se la hace cuando ya se está curando, o no se verá nada (si no está vacunada de la tuberculosis) o se verá que se está formando una piedra.

El ataque al corazón[1]

Siempre que nos estamos curando de algo tenemos una inflamación en el cerebro.

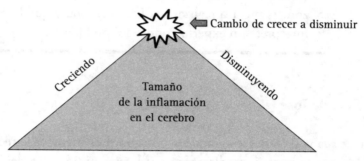

Esta inflamación va creciendo hasta la mitad del período de recuperación y luego va disminuyendo hasta desaparecer. (Igual que la cicatriz de cualquier herida).

El cambio de crecer a disminuir se exterioriza con ciertos síntomas diferentes para cada enfermedad. Y su duración también depende de la enfermedad (entre unos segundos y cuatro días).

(Este cambio es lo que llamamos «la recaída natural» en el capítulo 6).

Cuando sentimos una «pérdida de nuestro territorio» y hemos estado una temporada luchando por recuperarlo, este cambio se manifiesta como un ataque al corazón.

> Está producido porque la inflamación del cerebro está localizada en un sitio que, al crecer, oprime y no deja funcionar correctamente una parte contigua del cerebro que manda al corazón.

---

1. El «infarto de miocardio» es completamente diferente del «ataque al corazón». Queda fuera del alcance de este libro explicar la diferencia.

Este ataque puede ser mortal si hemos estado luchando intensamente durante muchos meses.

> Para prever con precisión la gravedad y el momento aproximado que ocurrirá el ataque al corazón, es preciso realizar un TAC cerebral y que lo interprete un experto conocedor de Hamer.

Caso de José

José acaba de tener un ataque al corazón. Los médicos le recomiendan que se opere inmediatamente. Él, en cambio, se va del hospital y se va a labrar las tierras con el tractor.

Los médicos y su familia están preocupados por su vida.

Por suerte, otro médico, conocedor de Hamer, les tranquiliza con la explicación que sigue:

Su hermano había pasado una mala época porque el banco se había quedado con su casa. Hacía unas semanas que había conseguido que se la devolvieran.

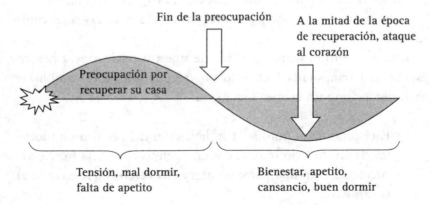

Era normal que hubiera tenido un ataque al corazón, que ocurre en la mitad del proceso de curación de una preocupación «por haber perdido parte o todo nuestro territorio».

Era normal que él se hubiera ido a trabajar, pues mientras dura la recuperación, aunque estamos cansados, tenemos buen ánimo, buen apetito y buen dormir, cosa que no había tenido antes por la preocupación con el banco.

Y cuando alguien se encuentra bien y contento no tiene ganas de operarse.

> **Ni el colesterol es la causa del ataque al corazón ni el tabaco produce cáncer de pulmón.**

(No es excusa para seguir comiendo mala comida o fumando tabaco lleno de azúcar y aditivos).

Capítulo 9

Guía terapéutica
para el enfermo

Aviso muy importante

Antes de empezar a tomar más de una o dos cucharadas soperas de agua de mar al día, debe leer y entender el enfoque del Dr. Hamer.

Si toma más agua de mar, su cuerpo puede empezar a recuperarse con síntomas que, sin conocer el enfoque del Dr. Hamer, pueden confundirse con una enfermedad.

En particular, hay un caso peligroso cuya recuperación inicialmente no da ningún síntoma:

- Si Ud. ha estado luchando por defender o recuperar lo que Ud. sentía como «su territorio» (que puede ser su casa, pero también su pareja, o su puesto en su empresa), durante la recuperación tendrá un ataque al corazón.
- En caso de que la lucha fuera intensa y durara más de 9 meses, debe reducir la intensidad de la recuperación para que el ataque al corazón no sea grave.

Este libro explica la teoría general tanto de Hamer como del uso del agua de mar.

Los profesionales de la salud que conocen ambos temas son los más preparados para su aplicación a cada caso concreto.

Lo que se explica en este capítulo podemos hacerlo nosotros mismos o pedir ayuda a un profesional (*véase* el apartado «¿Dónde podemos conseguir ayuda?»).

En este capítulo vamos a ver los pasos a seguir, dependiendo de la situación:

- **Situación número 1: Estamos bien**

- **Situación número 2: Estamos enfermos**

- **Situaciones terminales o de emergencia**

Antes que nada: decidir si tomamos agua de mar o no

Una vez leído este libro, podemos sentir o intuir si el agua de mar es para nosotros o no.

¿Porqué sentir o intuir? ¿No son suficientes las razones que hemos visto en los capítulos anteriores?

La razón tiene sus límites y no es suficiente para guiar nuestra conducta.

Las decisiones importantes de la vida (con quién nos casamos, qué estudiamos, a qué profesión nos dedicamos, etc.) no las tomamos sólo con la razón.

> Cuando estamos serenos, libres de prejuicios y deseos, nuestro cuerpo nos ayuda a decidir por cómo nos sentimos cuando pensamos en cada alternativa.
>
> También podemos escucharlo para decisiones cotidianas.
>
> O utilizar la intuición.

Las cosas naturales: el sol, la fruta, el agua de mar... son **en general** siempre beneficiosas.

Pero a medida que vamos particularizando, vamos encontrando casos en que no son tan beneficiosas:

- El sol nos quema si lo tomamos mucho rato cuando tenemos la piel muy blanca o cuando subimos a una montaña muy alta.
- La fruta es buena si la tomamos fuera de las comidas. Si la tomamos de postre nos estropea la digestión (excepto la manzana).
- Podemos lavar la nariz con agua de mar sin rebajar, pero sólo de vez en cuando. Si lo hacemos a diario debemos usarla rebajada.

El agua de mar también tiene casos en que no conviene tomar más de una o dos cucharadas soperas diarias porque puede iniciar procesos de curación que nuestro cuerpo no tenga energía para realizar.

Es como cuando empezamos las obras en una carretera y se nos acaba el dinero antes de acabar de arreglarla.

Al final estamos peor, porque ni tenemos la obra acabada, ni pueden pasar los vehículos.

(Ni nos sanamos ni nos queda energía para seguir viviendo).

Además, somos seres muy complejos. Y hay circunstancias psicológicas, con varias preocupaciones simultáneas, en las que ni el Dr. Hamer se atreve a recomendar que se inicie el proceso de curación por lo imprevisible de su evolución.

Para mayor seguridad, acudir a un médico que conozca el enfoque de Hamer.

Viendo el TAC cerebral un experto sabe si es peligroso iniciar una recuperación importante.

El agua de mar nos ayudará en la curación, pero, somos cada uno de nosotros, escuchando a nuestra intuición, los que podemos llegar a saber, mejor que nadie, si debemos iniciar esta curación o no.

Situación número 1: Estamos bien

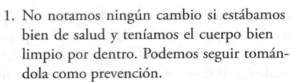

Una vez que tomamos agua de mar diariamente, hay dos posibilidades:

1. No notamos ningún cambio si estábamos bien de salud y teníamos el cuerpo bien limpio por dentro. Podemos seguir tomándola como prevención.
2. Notamos una mejoría en el estado general. Nos encontramos mejor en todos los aspectos.

En este segundo caso, si ahora nos encontramos mejor quiere decir que antes no estábamos tan bien, que hemos estado un tiempo sin que el cuerpo funcionara normalmente.

¿Y qué es lo que hace el cuerpo todo el día, aparte de estar todo el día activo y feliz?

Pues continuamente (y sobre todo por la noche) va haciendo reparaciones y renovándose.[1]

Y si el cuerpo nos ha vuelto a funcionar con normalidad y teníamos desperfectos graves que arreglar, en pocas semanas empezarán sus obras de reparación y sus molestias.

Es como si vivimos al lado de una carretera que ahora está bloqueada por un río desbordado.

Como no pasan camiones no hay ruidos ni molestias.

¿Qué ocurre cuando acaba el desbordamiento y se puede volver a circular?

Pues al rato pasan muchos más camiones de lo normal provocando un ruido y vibraciones muy fuertes.

---

1. Recordemos que cada siete años renovamos todas las células del cuerpo (menos los nervios). Los huesos y los dientes están formados por células vivas que también se renuevan.

Son todos los camiones que han estado esperando.

Cuando la carretera no está cortada, los camiones no se notan porque sólo pasan de vez en cuando.

Ahora que pasan todos seguidos son bien visibles.

Lo mismo ocurre con el cuerpo:

Si funciona normalmente, va haciendo arreglos que pasan desapercibidos.

Pero si durante un tiempo no los puede hacer, se le acumula el trabajo, y cuando por fin los puede volver a hacer, todos los arreglos son mucho más aparatosos y las molestias mucho más grandes.

Descubriremos que no estábamos tan bien como creíamos, porque teníamos reparaciones pendientes. Y, pasadas las molestias, alcanzaremos un nivel superior de bienestar y salud.

Nuestro cuerpo puede tener reparaciones pendientes de hacer por los siguientes motivos:

- Que lo mantengamos intoxicado con medicamentos.
- Que no tenga el suficiente alimento.
- Cuando no le damos descanso de día con preocupaciones o trabajos físicos y no dormimos bien de noche.
- Cuando hay otras cosas que le están consumiendo la energía, como infecciones en dientes o dientes desvitalizados («matados el nervio»), o cuando hay cicatrices que siguen irritando el sistema nervioso tiempo después del fin de la herida. Ambas cosas están quitando energía a los órganos que comparten meridiano y se tratan con terapia neural (después de las extracciones dentales necesarias). *Véase* en la Bibliografía, el *Libro del Dr. Adler*.

El agua de mar ayuda en las dos primeras causas.

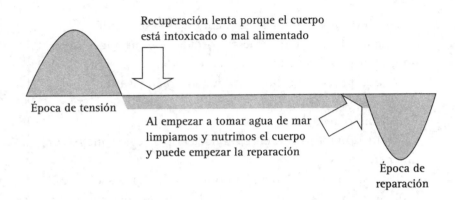

Recuperación lenta porque el cuerpo está intoxicado o mal alimentado

Época de tensión

Al empezar a tomar agua de mar limpiamos y nutrimos el cuerpo y puede empezar la reparación

Época de reparación

Si, después de tomar agua de mar aparecen molestias importantes, podemos seguir lo que dice a continuación.

Situación número 2: Estamos enfermos

En este apartado vamos a ver los dos pasos que tenemos que seguir:

1. Descubrir por qué enfermé y si estoy en la época de recuperación o todavía estoy en la de tensión.
2. Podemos aplicar remedios para ayudar a que se repare el cuerpo y evitar recaer en la preocupación causante de mi enfermedad.

Es decir:

1. **Averiguar la preocupación causante de mi enfermedad y saber si me encuentro todavía en la época de tensión o ya en la de recuperación.**

   (Siempre que no haya otro origen como: intoxicación, accidente, parásitos o desnutrición).

94

Para lo primero hay que consultar las «tablas de Hamer» que dicen cosas como:

- Cáncer de pulmón: miedo a la muerte.
- Cáncer de mama ductal: separación dolorosa del marido o hijo.
- Descalcificación, osteoporosis: creernos menos que los demás en algún aspecto.
- Etc.

(El final del capítulo 6 explica cómo conseguir esta información).

Normalmente, la enfermedad ha empezado por el último disgusto grave que hemos tenido, pero a veces, es por lo contrario: un sufrimiento grave que acabamos de superar.

Así: la leucemia, el linfoma, el cáncer de pecho ductal y cáncer de colon rectal se empiezan a desarrollar justo cuando nos hemos librado de una preocupación importante.

En estos casos, nuestro cuerpo se ha alterado mientras hemos tenido la preocupación pero no hemos notado nada.

En las tablas confirmamos lo que quizá ya sabíamos: qué preocupación es la causante de la enfermedad.

Con ello ya sabemos si estamos en la época de tensión o en la de curación, porque tenemos bien claro si la hemos resuelto o no.

Además, nos lo confirman los síntomas que tenemos en el cuerpo:

Los síntomas durante la preocupación son:

- Irritabilidad, manos y pies fríos, poco apetito, insomnio.
- Úlceras con sus dolores asociados, dolores de angina de pecho...

Los síntomas de recuperación son:

- Inflamación, picores, enrojecimiento, calor o fiebre.
- Dolor de cabeza, muscular, de huesos.
- Tranquilidad, manos y pies calientes, buen apetito, buen dormir, cansancio.

La otra manera de saber esto es haciéndonos un TAC cerebral (sin contraste),[2] y pidiendo que nos lo lea algún experto en Hamer.

2. **Aplicar remedios para ayudar a que se repare el cuerpo y evitar recaer en la preocupación causante de mi enfermedad.**

Si estamos todavía en la época de tensión, el agua de mar nos relajará el cuerpo, y así tendremos más serenidad para encontrar la solución a la preocupación.

En esta época no hay que perder de vista que lo que tenemos que conseguir es resolver la preocupación para que el cuerpo entre en la etapa de curación.

En el siguiente apartado se mencionan algunos trabajos psicológicos que pueden hacerse para resolver la preocupación.

---

2. El «contraste» es un líquido radiactivo que realza las inflamaciones pero que no es necesario.

El agua de mar nos dará calma y puede aliviar los síntomas del cuerpo, pero no resuelve la preocupación.

Si no resolvemos la preocupación, en cuanto dejemos de tomarla, nos volverán los síntomas (por ejemplo, el estreñimiento).

Si ya estamos en la recuperación, el agua de mar nos ayudará a completarla más rápido y con un mejor estado general.

> En la mayoría de casos, con sólo llevar una vida habitual el cuerpo va haciendo normalmente su recuperación.

Recordemos que el cáncer ductal de pecho, el de colon rectal, el cáncer de piel, la leucemia… son sólo síntomas de que estamos en la etapa de recuperación.

Basta que continuemos con nuestra vida y dieta habitual para que el cuerpo acabe la curación.

El agua de mar nos ayudará, pero nuestro cuerpo también puede hacer su tarea sin ella.

El agua de mar no nos ahorrará pasar por los síntomas de esta etapa y los síntomas desaparecerán por sí solos cuando acabe la curación.

> Igual que desaparecen los camiones de obras con sus ruidos y molestias cuando acaban de reparar la calle.

> Durante la recuperación, podemos recurrir a los remedios que creamos oportunos, pero siempre recordando que: lo que decide si «voy para adelante» o «voy para atrás», es si resuelvo la preocupación causante de la enfermedad y no recaigo en ella.

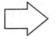 Cuando la preocupación ha sido intensa y ha durado bastantes meses, Hamer recomienda seguir la evolución de la recuperación con TAC frecuentes porque puede ser conveniente tomar medicamentos (antiinflamatorios), que reducen la velocidad de la recuperación y la alargan, pero que evitan que la recuperación agote las energías del enfermo.

Ayudas psicológicas para resolver la preocupación

Hamer nos sirve para que descubramos qué nos pasa y qué preocupación lo produce. Es el diagnóstico.

Si estamos todavía con la preocupación, podemos utilizar terapias psicológicas (como la EMDR, EFT, etc.), hablar con un amigo o confesarnos con el cura.

> El hecho de hablar o escribir sobre lo que nos duele, a menudo es suficiente para superar la preocupación.

También pueden ayudarnos la acupuntura, homeopatía, flores de Bach, hierbas, dietas, etc.

> Las preocupaciones de una persona pueden tener mucha relación con los que la rodean. Aunque el enfermo es el que dirige su enfermedad, en estos casos las terapias psicológicas conviene que incluyan a sus allegados.

Para prevenir que volvamos a caer en esta preocupación o en otras diferentes, conviene hacer un trabajo más profundo, que explicamos en el capítulo siguiente.

El agua de mar y el frío en la cabeza en la recuperación

Cuanta más agua de mar tomamos, más rápida y más intensa es la recuperación. Cuanta menos tomamos, más prolongada en el tiempo pero más llevadera.

Da igual si la tomamos tal cual o rebajada, los efectos son los mismos. La que usemos para cocinar no cuenta, pues al calentarla pierde sus propiedades.

Si la recuperación es demasiado intensa y nos provoca dolores o inflamaciones demasiado grandes, rebajaremos la dosis o la suspenderemos por unos días.

Como vimos en el capítulo anterior, al hablar del ataque al corazón, siempre que nos estamos curando de algo tenemos una inflamación en el cerebro (que los médicos llaman «tumor cerebral»).

Es esta inflamación la que nos produce el dolor de cabeza, y cuanto más grande sea, más nos dolerá la cabeza.

Para aliviar el dolor, lo mejor es el frío en la cabeza (*Véase* explicación en Apéndice 1: «Base científica»).

Con frío en la cabeza el cuerpo sigue recuperándose.

En cambio, si tomamos medicamentos antiinflamatorios deja de dolernos la cabeza, pero el cuerpo interrumpe el trabajo de curación hasta que los elimina.

Podemos ponernos paños fríos o una bolsa con hielo en la zona de la cabeza que duela más y tengamos más caliente y evitar el calor en la cabeza. Por ejemplo, no llevar la cabeza descubierta al sol ni ir a la sauna.

Otros comentarios

Generalmente, cuanto más grave es la enfermedad, más fácil es que descubramos la causa y la etapa en la que estamos.

Las dolencias pequeñas, motivadas por preocupaciones menos importantes o muy soportables, son más difíciles de identificar y resolver.

> Es más fácil encontrar y echar fuera del jardín a un caballo que a un ratón, que no sabemos ni dónde está.

Para la curación del enfermo es una ayuda muy importante que el entorno de su confianza (familia, amistades cercanas), conozca el enfoque de Hamer.

Situación número 3: Casos terminales o de emergencia

En estos casos el agua de mar opera milagros. Como ya comprobó René Quinton:

- primero con los perros a los que desangraba totalmente (y luego se recuperaban inyectándoles agua de mar hasta estar mejor que antes),
- luego con los moribundos que salvó y recuperó en pocas horas.

En estos casos hay que administrar al enfermo una cantidad considerable de agua de mar (isotónica).

En hemorragias será necesario la administración intravenosa, por su rapidez de acción.

El agua de mar (rebajada) no contiene las plaquetas, glóbulos blancos y rojos de la sangre, pero la sustituye adecuadamente hasta que el cuerpo los vuelve a crear. Recuerden que el vademécum médico francés decía «es posible reemplazar la masa sanguínea de un animal [...] sin problemas para el organismo».

El «suero fisiológico» convencional desequilibra el organismo,[3] tiene contraindicaciones y en él mueren los glóbulos blancos. Por contra, el agua de mar rebajada es neutra, en ella viven los glóbulos blancos y «no tiene contraindicaciones».[3]

En otras situaciones terminales la inyección intravenosa también es la forma de administración más adecuada, pero si las circunstancias no la hacen posible, puede administrarse subcutáneamente.

Siempre con mejoría desde el primer momento.

Veamos dos casos como ejemplo:

Hay una persona en la UCI en un hospital donde no se reconoce el uso medicinal del agua de mar

Al no ser posible la vía intravenosa, ni quizá la oral (por estar el enfermo intubado), sólo queda la cutánea (compresas de agua de mar fría en la cabeza y otras partes del cuerpo) y la vía anal (con aplicaciones de agua de mar isotónica). Aunque la expulse al cabo de un rato, siempre absorberá algo.

---

3. El suero convencional es ácido (con un pH de 5,5), mientras que el agua de mar rebajada (suero marino) es neutra, con un pH de 7,2 como el de nuestro cuerpo.

Bebé desahuciado en su casa después de recibir quimio, radio, etc.

(Supongamos que estamos en el mejor entorno: en un país donde es legal inyectar agua de mar –no en la Unión Europea–, y los padres y familiares son receptivos al tratamiento con agua de mar).

En función de lo más o menos crítico del estado del bebé, serán preferibles las inyecciones o los enemas a la vía oral (usando agua de mar isotónica).

También podemos bañarle con agua de mar tibia, o aplicarle compresas frías de agua de mar en la cabeza; pero todo ello es superfluo si ya hemos hecho lo anterior.

En vez de todo ello, le beneficiará mucho más que le abracemos, piel con piel.

¿Dónde podemos conseguir ayuda?

En el caso de que la enfermedad que queramos superar no sea algo sencillo como una intoxicación, y tenga un origen psicológico, hemos de escoger:

1. Quién nos va a ayudar a encontrar la causa, a hacer el **diagnóstico** (un médico o terapeuta que conozca Hamer).
2. Quién nos va a ayudar a **superar la preocupación** (en caso de que todavía no la hayamos superado).
3. Quién nos va a ayudar en la **recuperación** (especialmente en los casos que la preocupación ha durado mucho y ha sido intensa y, por tanto, se prevé una recuperación igualmente intensa). (*Véase* el capítulo 7).

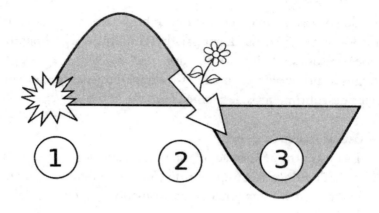

Puede ser la misma persona o pueden ser diferentes.

Puede que las cualidades personales del profesional que escojamos para el diagnóstico sean suficientes para ayudarnos a superar la preocupación o puede que sea mejor que acudamos a una terapia.

Hay muchos médicos y terapeutas que utilizan los descubrimientos de Hamer y asignan a sus terapias los más diversos nombres, por lo que es preciso informarse si son seguidores de las enseñanzas de Hamer.

El Dr. Hamer no tiene representantes oficiales. Los médicos y terapeutas que aplican sus enseñanzas adquieren su conocimiento leyendo sus publicaciones y colaborando con otros profesionales más experimentados.

Es más difícil encontrar a alguien que además tenga experiencia en el uso medicinal del agua de mar.

En Nicaragua es donde más se conjugan estos saberes, pues se enseña Hamer en las principales universidades y está bastante extendido el uso medicinal del agua de mar.

> Pueden dirigirse a la Clínica Santo Domingo (Tel.: +505 22222598), donde les informarán de los médicos más cercanos a su domicilio. Su directora, la Dra. Ilari Valentí es la impulsora tanto del uso del agua de mar como de Hamer en Nicaragua.
>
> También encontrarán direcciones en la web del autor (www.Martin13.com).

Fuera de Nicaragua, el autor no conoce hospitales que sigan a Hamer y donde sería el mejor lugar para hacer un buen seguimiento de los pocos casos especialmente difíciles.

Algunas direcciones de médicos o terapeutas que toman como base los descubrimientos de Hamer son:

www.naturalenric.com
Es un centro de formación español reconocido por el Ministerio de Educación Superior de Cuba, que también funciona como centro terapéutico y ha formado terapeutas por toda Latinoamérica.

www.aamepsi.com.ar
En Argentina, el Dr. Fernando Callejón, desde su perspectiva de psiquiatra hace valiosas aportaciones.

Para buscar más terapeutas por internet es útil saber que suelen denominar sus terapias con nombres que incluyen las palabras o prefijos: «medicina», «bio», «biológico/a», «psico», «descodificación» (o *decodage*, en francés) o una combinación de ellas. También pueden incluir las palabras «total», «meta» o genealogía (si tienen en cuenta para sus terapias los errores que arrastramos de nuestros padres o abuelos).

Pueden dirigirse asimismo a cualquiera de las páginas web indicadas al final del capítulo 6.

¡Socorro! Hoy he tenido un choque emocional

Hemos visto la importancia de resolver las preocupaciones cuanto antes, para que el cuerpo tenga menos trabajo y los síntomas de la curación pasen inadvertidos.

Cómo resolver los choques emocionales diarios

Ya Pitágoras, en sus *Versos de oro*, nos decía cómo hacerlo:

> Haciendo examen de conciencia cada noche antes de dormir.
> Reconocer las equivocaciones y las cosas que hemos hecho
> bien. «Hacer las paces» con todos mentalmente, reconocién-
> doles su parte de razón o aceptando que no la vemos, pero
> convenciéndonos de que debe tenerla, pues todos buscamos
> hacer el bien.
>
> Como decía Paracelso en *Las siete reglas*: «Esfuérzate por
> pensar bien de tu mayor enemigo. Tu alma es un templo que
> no debe ser jamás profanado por el odio».

Y que el último pensamiento antes de caer dormidos sea de entrega
confiada en que el día siguiente será mejor.

> El último pensamiento antes de dormirnos (y antes de mo-
> rirnos) es importantísimo porque decide cómo será nuestro
> sueño. (Por eso los cristianos siempre han dicho que hasta el
> último momento podemos reparar toda una vida equivocada
> —como narra la novela de Tolstoi *La muerte de Iván Ilich*).

Trucos para relajarse cuando algo nos ha alterado

Orinar
Las mamás recomiendan a sus hijos «hacer pipí» después de un
susto. Quizá porque para orinar tenemos que relajar volunta-
riamente el esfínter de la orina. De esta forma, nos obligamos
a relajarnos hasta el punto de poder orinar.

Hacer respiraciones profundas
Somos el único animal que podemos relajarnos cuando queremos, haciendo respiraciones profundas.

La noche es el período natural de curación del estrés del día.

¿Qué mejor momento para librarnos de las preocupaciones que cuando el ritmo natural de nuestro cuerpo nos lleva a ello?

> Una ducha o un bañito caliente, como hacemos con los bebés antes de acostarlos, es muy buena ayuda. Lo hacen todos los japoneses cada noche.

Y si cada noche reparamos los daños corporales consecuencia de las preocupaciones que podamos haber tenido durante el día, los síntomas de la fase de recuperación pasarán desapercibidos.

> Y, por si las reparaciones nocturnas no han sido suficientes, dedicamos un día de cada siete a no trabajar y a restablecer la paz allí donde quede un resquicio de preocupación. (Los cristianos lo llaman: «santificar las fiestas», los judíos «respetar el *Sabbath*»).

Capítulo 10

Cómo evitar
los choques emocionales

Hamer nos dice qué nos pasa.
Pero ni nos dice cómo resolver la preocupación,
ni nos dice qué hacer para no volver a tenerla.

Hemos visto que muchas veces, cuando creemos que estamos enfermos, de verdad ya nos estamos curando (el miércoles).

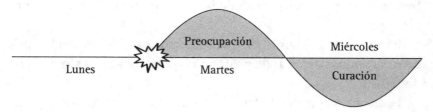

Hemos visto que el martes, cuando estábamos preocupados, es cuando podemos necesitar una terapia para resolver la preocupación.

Hamer nos recuerda lo que nos pasó el lunes por la noche, lo que provocó todo.

«Lo que nos pasó el lunes por la noche, que nos provocó el choque emocional, no es más que una chispa que hace explotar la pólvora que hemos acumulado antes en nuestra vida».

Antonio Tagliati, terapeuta.

> ¿Qué podemos hacer **antes** para evitar el choque emocional del lunes por la noche?

Podemos darnos cuenta de que:

Nosotros mismos nos creamos las dificultades cuando nos damos **demasiada** importancia a nosotros mismos:

- A lo que tenemos (mi casa, mi coche, mis joyas).
- A nuestras ideas (gustos, creencias, etc.).
- A lo que queremos (quiero esto, así, así y así).
- A lo que creemos ser (mujer, francesa, abogada).

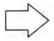 También podemos sentir como propio, y enfermar, por lo que le ocurre a otra persona o por lo que le ocurre a nuestro personaje favorito en una novela.

Así, al tomarnos **demasiado** en serio lo que nos importa, nos enfadamos cuando alguien habla mal de los abogados, o de los franceses, o de las mujeres, o de lo que nos gusta, o de mi coche, casa, etc.

Porque nos olvidamos de que podemos cambiar de coche, podemos cambiar de casa, de profesión o nacionalidad y seguir siendo felices.

Podemos seguir siendo felices en cualquier circunstancia.

> De día podemos engañarnos y decirnos que estamos en tensión porque tenemos problemas.
>
> Pero ¿de noche?
>
> De noche, durmiendo, no podemos seguir dando vueltas a los problemas que tenemos.
>
> Aprovechemos para gozar del dormir y ser los más felices del mundo después de hacer lo comentado en el capítulo anterior.

Es normal que nos equivoquemos y enfermemos. Y que volvamos a enfermar de lo mismo por no haber aprendido la lección.

Es imposible actuar siempre perfectamente, pero siempre podemos aprender de los errores.

> Sólo aprendemos equivocándonos, como los niños cuando aprenden a andar: se caen unas cuantas veces pero al final lo consiguen.

Gracias a Hamer, sabemos lo que tenemos que aprender en cada enfermedad.

Hamer nos explica cuál es la equivocación correspondiente a cada enfermedad.

En el caso del dinero perdido citado antes:

- Si lo más importante para mí es ser de otra forma (porque no estoy contento como soy), pensaré que lo he perdido por mi culpa y me descalcificaré los huesos.
- Si lo más importante para mí es comportarme perfectamente, sin mancha, pensaré que otro, menos perfecto que yo, me lo ha robado. Siento que me ha hecho una guarrada y me produciré un cáncer de colon.

Y nos seguirá ocurriendo lo mismo mientras no aprendamos que eso que consideramos «tan importante», no lo es.

> Caso real: señor con cáncer de colon rectal. Cuando se le preguntó si le habían hecho alguna vez una guarrada, respondió: «Una no, ¡muchas!».

- Puedo intentar ser de otra forma.
- Puedo intentar comportarme perfectamente.
  Pero sin **obsesionarme**.

La traducción literal de «el demonio» en el Corán es «el obsesionador» («Shaitán»).

Es el que hace que nos tomemos demasiado en serio cualquier cosa: el bien de la Humanidad, nuestro prestigio, nuestros bienes,...

Y no usemos el conocimiento que nos da Hamer para juzgar a los que están enfermos.

- Porque no somos nadie para juzgar.
- Porque los errores de los demás no sirven de excusa para los míos («Le pegué porque me insultó»).

Recordemos que en la escena del juicio del *Libro de los muertos* egipcio, después de la muerte, nos pesan el corazón de cada uno individualmente.

El que tiene un corazón más pesado que una pluma es devorado por el cocodrilo que mira atentamente el fiel de la balanza.

Lo que pese el corazón del vecino no aligera el mío.

(Nuestro corazón pesa mucho cuando lo tenemos llenos de deseos, miedos, odios, rencores...).

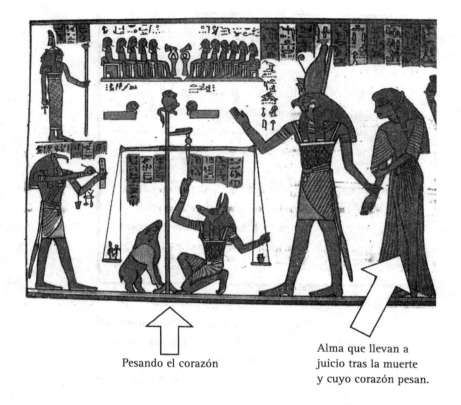

Pesando el corazón

Alma que llevan a
juicio tras la muerte
y cuyo corazón pesan.

Nos conviene hacer las cosas con atención y cuidado, pero sin obsesionarnos por lo que hacemos ni por el resultado.

- Porque cada momento tiene sus cosas adecuadas de hacer, y si estamos muy obsesionados en una tarea, nos costará dejarla y llegaremos tarde a la nueva tarea.
- Porque los resultados se producen por la confluencia de muchas cosas. Nosotros sólo somos una de ellas. No podemos querer compensar al resto de cosas adversas a un hecho.

Resumen para evitar choques emocionales

- Hacer lo que hagamos con interés y cuidado pero sin obsesionarnos por la tarea ni por el resultado. (Ni indolentes ni obsesionados).
- Si se producen contratiempos, aceptarlos cuanto antes y pasar a dedicarnos a otra cosa.

Como dicen Lole y Manuel en su canción «Todo es de color»: «hacer consuelo en todas las heridas».

En la misma canción piden recordar «las cosas bellas de la vida», que sirven de apoyo en los momentos de dificultad.

Comportarnos como el agua, que no se obsesiona por nada: no desea tomar ninguna forma y se adapta a cualquier recipiente.

Y como acepta todo, nada la puede herir, ni la espada ni el martillo.

Está bien, voy a actuar sin obstinación y sin interés personal. Pero entonces, ¿a qué me dedico?

Cada uno somos diferentes y hemos recibido unos dones y unas debilidades.

Nuestra misión particular es ejercer nuestras dotes (sin orgullo, pues las hemos recibido gratis), evitando al máximo caer en nuestras debilidades. (La astrología nos puede ayudar a conocerlas).

Y, en general, nos podemos dedicar a:

A amar a todos (nosotros incluidos) a tope:
- con todas nuestras fuerzas,
- con todo nuestro corazón,
- con toda nuestra inteligencia.

(Que hagamos y que nos guste lo que comprendamos que es lo mejor para todos, nosotros incluidos).

Eso es mantener unidos el corazón y la cabeza.

Un ejemplo de no buscar lo mejor para todos son los asesinos a sueldo de las películas[1].

Es fácil equivocarnos y dedicarnos a algo que, al aprender más, vemos que hemos estado produciendo lo contrario de nuestra intención.

En este caso, rectificamos cuanto antes y, sin más remordimientos, nos dedicamos a lo nuevo. («Y más fiesta hace el padre por el hijo pródigo que vuelve, que por el hijo fiel», Lucas 15, 11).

¿No pierde la vida su encanto si no luchamos por nada, si no sufrimos ni nos alegramos?

Sentir dolor es útil, porque nos avisa de que nos hemos hecho una herida que debemos cuidar.

Ante el dolor, podemos aceptarlo y luego no prestarle más atención, como los niños que jugando caen al suelo y se lastiman, y al ser reconfortados por su madre, al instante se olvidan de su herida, del dolor y vuelven a jugar.

También podemos llevar el dolor con sufrimiento. El sufrimiento es otra forma de aprender, más lenta. Como el camino de la izquierda en *La subida al Monte Carmelo* de san Juan de la Cruz.

Cuando estoy haciendo cosas muy delicadas o con mucho esfuerzo, los intereses y los miedos nos estorban.

Los mejores artistas, los mejores luchadores de judo, los mejores arqueros, saben que en los momentos más importantes han de dejar de lado sus intereses y sus miedos.

---

1. En la película *Érase una vez en el Oeste* (*Once upon a time in the West*), Morton está jugando a cartas con unos pistoleros a los que quiere convencer para que maten al jefe de ellos. En vez de cartas, pone billetes sobre la mesa. Un pistolero le pregunta: «¿Cómo se juega a esto?». Morton responde: «Es muy sencillo, basta con usar la cabeza». (Porque para asesinar a alguien por dinero sólo podemos usar la cabeza, el corazón se niega).

Cuando los adultos proponemos a los adolescentes, nuevos hombres y mujeres que llegan a la vida:

- que luchen por conseguir su dinero, su casa y su coche,
- y que luego luchen por mantener lo que consigan,

lo rechazan completamente.

Porque todavía recuerdan que, más allá de la lucha, satisfacciones y sufrimientos que les proponemos, la vida guarda cosas maravillosas.
Y las reclaman.

Capítulo 11

Relaciones médico-paciente

Nadie puede predecir el futuro

Por ello, todas las previsiones de evolución de la enfermedad (tanto en un sentido como en otro), aunque tengan bases sólidas (como Hamer), dado los muchos factores que pueden afectarla (medicinas, alimentación, entorno, recaídas en el choque emocional, etc.), son sólo una previsión del médico, que tiene como límite de validez su experiencia y conocimientos.

De esta forma, cuando recibimos un pronóstico desfavorable como:

«Ud. no recuperará la visión porque ha tenido muchas recaídas (en la preocupación)»,

debemos acordarnos de lo anterior y añadir mentalmente (si no lo dice el médico):

«Es posible que haya otro médico con otras experiencias y conocimientos que nos cure».

Cada terapia tiene su mejor campo de acción

Cada tratamiento o remedio es más adecuado para unas cosas que para otras.

Si aplicamos un remedio para lo que no es lo más adecuado, perdemos el tiempo que podíamos haber usado en otro remedio más apropiado.

Por ejemplo: si nos rompemos un brazo, el agua de mar nos irá bien, pero como no vayamos al médico a que nos escayole el brazo, no curará bien.

O puede convertirse en una muleta perpetua que sirva para compensar algo que tenemos mal en otra parte.

Por ejemplo:

- El estreñimiento se elimina fácilmente con el agua de mar, pero con ella no arreglamos el origen del problema. Aunque podemos tomar el agua de mar mientras buscamos otro remedio o terapia que sí lo arregle.
- No debemos usar el agua de mar, que nos aligera la resaca, como apoyo para seguir emborrachándonos.

Somos responsables de lo que nos pasa

Pero no debemos usar esa responsabilidad para juzgar al enfermo o a nosotros mismos, en caso de que seamos el enfermo.

> *Pasando Jesús, vio a un hombre ciego de nacimiento. Sus discípulos le preguntaron: «Maestro, ¿quién pecó, éste o sus padres, para que naciera ciego?». Jesús respondió: «Ni pecó éste ni sus padres, sino para que se manifiesten en él las obras de Dios».* (Juan, 9)

Jesús evita juzgar, y ayuda a sus discípulos a trasladar la atención de un **porqué** simplificador y tranquilizante «hemos encontrado la causa, hemos encontrado al culpable»,[1] a un **para qué**, complejo y estimulante.

---

1. En algunas sociedades (tribus africanas, empresas en Japón), cuando alguien enferma o comete un error, se reúne toda la comunidad para confesar cómo cree cada uno que pudo colaborar a ello. (*Véase* Hansei en www.kirainet.com sobre esta tradición en las empresas japonesas. O el Ho'oponopono en Hawái).

(Los «porqué» son negativos, los «para qué» son positivos. Jesús ve lo positivo en todo).

En vez de castigarnos con un «por qué me ha pasado esto a mí», podemos pensar «para qué me ha ocurrido esto», «¿qué tiene esto que enseñarme?». Y Hamer nos lo señala muy claramente en sus «tablas».

La mejor terapia es la que nos enseña a curarnos a nosotros mismos y a no volver a caer enfermos

> Como cuando llevamos el coche al taller porque tiene los neumáticos gastados, un buen mecánico nos dirá: «Yo le cambio los neumáticos, pero como no alinee la dirección, los neumáticos nuevos le durarán cuatro días».

Si nos enseñan a curarnos a nosotros mismos y a evitar la causa de nuestra enfermedad, evitaremos estar dependientes:

- De un médico, terapia, medicamento, producto o rito, convertidos en enfermos crónicos.
- O de un destino imprevisible en forma de «causas múltiples» de la enfermedad.

> No es un tumor maligno el que me gasta los neumáticos de mi coche, ni la mala suerte. Es que no le alineo la dirección.

Además, si los médicos entienden la causa de la enfermedad, el resultado de sus terapias no dependerá de un destino ciego ni confiarán equivocadamente en terapias que sólo fueron exitosas porque se aplicaron cuando el paciente ya estaba curándose.

Cualquier terapia o remedio que se aplica cuando el paciente ya está curándose (está con leucemia, cáncer de mama ductal, cáncer de piel, etc.) tendrá éxito, porque mientras la terapia no interrumpa la curación porque intoxique el cuerpo o le reste energía, el enfermo completará su recuperación (siempre que no recaiga en la preocupación).

Así le pasaba a Quinton cuando aplicaba el agua de mar a enfermos de cáncer (*Véase* el Apéndice 1: «Base científica»).

Un tratamiento o remedio puede ser demasiado fuerte para el paciente

Cada uno podemos asimilar hasta cierto nivel. Por encima, o lo evitamos, o nos daña.

Ejemplos:

- Hay gente que pasa todo el día bajo el sol, pero los que tienen la piel muy blanca, si lo intentan, o se protegen del sol cubriéndose con una camisa o se les quemará la piel.
- Hay gente que puede mirar al sol directamente, pero otros muchos, si lo intentan, o dejan de mirar al sol inmediatamente o tendrán una lesión ocular.
- Hay chamanes que usan drogas alucinógenas habitualmente, mientras que otras personas pueden enloquecer por ellas.

Podemos ayudar al cuerpo en exceso

Cuando tenemos un accidente y nos rompemos una pierna, después del tiempo que llevamos escayolada la pierna para que se suelde el hueso, hacemos rehabilitación.

En la rehabilitación nos ayudan a recuperar el movimiento de la pierna.

Al principio nos ayudan mucho, porque casi ni nos aguantamos de pie. A medida que vamos recuperando fuerza, nos van ayudando menos. Así hasta que andamos de nuevo por nosotros mismos.

Si en vez de eso, recibiéramos una ayuda excesiva y nos dieran una silla de ruedas, no haríamos los ejercicios para volver a andar y nos quedaríamos en la silla de ruedas toda la vida.

Igual ocurre con otras partes del cuerpo. El cuerpo no se comporta siempre igual. Hay días que estamos más cansados, otros menos, unos días vemos un poquito mejor, otros un poquito peor, etc. Podemos ver peor por una deformación temporal del ojo (motivada por una tensión continua de los músculos que lo orientan). Si ese día nos ponemos unas lentes correctoras, recuperaremos la visión pero, cuando la tensión de los músculos del ojo desaparece y el ojo tiende a recuperar su forma, como el ojo ve peor con los lentes, detiene su recuperación, se adapta a la «ayuda».

Si el próximo día que volvamos a ver un poquito peor le ponemos unas lentes más potentes, acabaremos con unas lentes correctoras muy gruesas.

Lo mismo ocurre con la presión, el oído, el riñón, el corazón, la tiroides, etc.

Antes de apoyarnos en un remedio o una terapia hemos de entender lo mejor posible lo que nos ocurre, porque a menudo lo que nos ocurre es sólo temporal y fácilmente reparable.

Capítulo 12

Uso medicinal del agua de mar en Nicaragua

Desde el año 2003 se usa el agua de mar como remedio y como alimento en Nicaragua. Hay 50 médicos y terapeutas que la prescriben y distribuyen mensualmente unos 5.000 litros de agua de mar (en Managua y alrededores principalmente).

Es el país donde está más extendido el uso medicinal del agua de mar y donde hay el sistema de reparto del agua de mar más establecido.

Para ello colaboran entidades de todo tipo: ministerios, universidades, ayuntamientos, asociaciones, diferentes órdenes y congregaciones religiosas, empresas, fundaciones y médicos, terapeutas y voluntarios.

Cada uno aporta desinteresadamente su colaboración en lo que es su especialidad y consiguen entre todos que el agua de mar resulte gratuita para el que la recibe.

Las universidades hacen los análisis del agua y forman a médicos sobre su uso medicinal, el gobierno mantiene su apoyo aunque cambie el partido gobernante, el ayuntamiento de Managua colabora con el transporte, las empresas hacen donativos de depósitos y material, diversas órdenes y congregaciones religiosas ceden sus instalaciones y vehículos para hacer el reparto, las fundaciones apoyan financieramente cuando es preciso y las asociaciones difunden entre la gente los beneficios del agua de mar.

Y todo ello está movido por los corazones de todos los que participan en esas entidades y médicos, terapeutas, voluntarios, enfermos y otros usuarios que han sabido ver los beneficios del agua de mar.

Desde el año 2009 se imparten las enseñanzas de Hamer en las principales universidades del país, con lo que desde entonces combinan la mejor comprensión de la enfermedad con un remedio muy poderoso.

A continuación se presenta un resumen de la encuesta realizada por el autor a pacientes tratados con agua de mar en febrero de 2009.

(Se encuentra completa en la web del autor).

Resumen de la encuesta

La encuesta se realizó en consultorios públicos y privados de Managua gracias a la invitación de la Dra. M.ª Teresa Ilari, directora de la Clínica Santo Domingo (de los P.P. Jesuitas), principal centro de distribución, y gracias a la Hna. Julie Marciacq que organizó eficientemente las entrevistas.

El agua se recoge en la playa del Pacífico más cercana de Managua con un camión cisterna que carga en la misma playa (el agua no está cristalina).

No recibe ningún tratamiento, únicamente se deja decantar.

Los análisis bioquímicos han atestiguado siempre que puede utilizarse sin ningún problema.

La dieta de los pacientes entrevistados se basa en arroz con frijoles, carne, lácteos y algo de hortalizas.

Beben a menudo «frescos» hechos con zumo de fruta y azúcar, y bebidas azucaradas. Comen muy poca verdura.

Resultados

Los pacientes entrevistados utilizan o han utilizado el agua de mar como medicina, sola o en combinación con otros tratamientos médicos o medicinas convencionales.

Los pacientes toman el agua tal cual, diluida en diversas proporciones con agua normal o con zumo de fruta o como ingrediente de limonadas (naturales). La usan también para cocinar. La forma y momento de tomarla varían mucho y toman entre 150 y 500 cc diarios.

Los pacientes reportan una mejora del estado general y de su energía, reducción de medicamentos convencionales necesarios, acortamiento del tiempo de curación, mejor estado final en recuperaciones o superación completa de la enfermedad.

También reportan solución a dolencias que la medicina convencional considera irreversibles (como cataratas).

> Una de los terapeutas que recetan el agua de mar relató que ya su abuela le daba agua de mar en Colón, en la costa atlántica de Panamá.

> Un paciente explicó que encontró a la hija de la vecina que estaba siendo velada y esperando su muerte en cualquier momento. Le aplicó agua de mar con un algodón en los labios (no bebía nada). Lo chupó con fruición creciente. Posteriormente le dio agua de mar con cucharilla. Se salvó y sigue bien.

Listado de afecciones tratadas

(Pueden ver una breve explicación de cada caso en el informe completo)

Acné	Alcohol (adicción o resaca)	Alergias
Alopecia (pelo ralo)	Alzheimer (demencia senil)	Anemia
Artritis	Asma bronquial	Asma nervioso
Bocio (tiroides)	Calambres en las piernas	Cansancio, poca energía
Caries (prevención)	Cataratas	Circulación (morados)
Cirrosis hepática	Cicatrización de heridas	Colesterol
Colitis	Colon inflamado	Corazón
Depresión	Dermatitis	Derrame cerebral
Desgarro muscular	Desnutrición	Diabetes
Dolor de cabeza	Dolor en articulaciones	Dolores en la canilla (gemelos)
Dolor de estómago	Dolor en la planta de los pies, ardor	Dolor en la rabadilla y rodillas
Esclerosis	Esclerodermia	Estado general
Estómago	Estreñimiento	Gastritis
Glaucoma	Gripe	Hartazgo
Hemiplejia	Hemorragias	Hemorroides
Heridas (infectadas)	Herpes Zoster	Hígado graso
Hipertensión	Heces «estrechas»	Hongos
Insomnio	Isquemia cardíaca	Llagas
Lupus	Malaria	Migraña

Nerviosismo	Nervios periféricos	Neuropatías
Obesidad	Osteoartritis	Osteoporosis
Pancreatitis	Parálisis en piernas, brazos, manos	Parásitos
Picazones	Piel	Pólipos en intestino
Próstata	Enfermedades psicosomáticas	Psoriasis
Quemaduras	Quiste	Reumatismos
Riñones	Rodillas	Sarna
Sinusitis	Sordera	Temblores en boca o miembros
Tuberculosis	Tumefacción de brazos	Úlceras diabéticas
Úlceras de estómago	Úlceras varicosas	Vesícula biliar

Capítulo 13

Un caso con inicialmente «mal resultado»

> A María, aparentemente el agua de mar «le sentó mal», pero al conocer a Hamer, supo entender lo que le ocurría, dejó a su cuerpo completar la curación y alcanzó un nivel superior de salud.[1]

María, ¿por qué empezaste a tomar el agua de mar?
Había leído ya por internet que era bueno, que iba bien para muchas enfermedades… y me quedé con las ganas de hacerlo pero no sabía ni dónde ir ni dónde conectar con gente que me informara. Hasta que fui a unas charlas sobre Hamer y el agua de mar, y decidí hacerlo.

Empecé a tomar *(hace seis meses)* una parte de agua de mar por tres de agua dulce dos veces, por la mañana y por la tarde, un vaso de cuarto de litro. Hacía un año y medio que había tenido un cáncer y me habían dado radioterapia. Notaba que los riñones y el hígado me funcionaban muy lentamente. Este es uno de los efectos secundarios del cáncer. Tenía como una especie de peso, detrás en los riñones, y un dolor que me irradiaba hacia adelante.

Entonces, al tomar el agua de mar, me di cuenta que me desapareció el dolor que sentía delante. Me encontré más animada, más fuerte.

---

1. Si no hubiera conocido el enfoque de Hamer, no habría podido asimilar el poderoso efecto del agua de mar, y hubiera perdido hasta otra ocasión sus beneficios.

No fue un cambio muy radical, sino lento. Poco a poco me iba encontrando mejor.

Pero tuve una reacción a las dos semanas, que me cogió como una gripe fuerte, muy fuerte, con mucho dolor de huesos, generalizado, como si tuviera una inflamación interior en los huesos, y además un dolor de cabeza muy fuerte, y me salió un bulto en lo que es la muñeca *(brazo derecho, ganglios operados del brazo izquierdo)*.

Entonces me asusté un poco porque la reacción fue dura, me encontraba mal y pensé que no me iba bien el agua de mar. Enseguida recordé las explicaciones de Hamer y me di cuenta de que eso era normal, que me estaba curando, y que seguiría para adelante. Según Hamer, mis síntomas correspondían al hecho de que me estaba recalcificando los huesos de una descalcificación anterior por una desvalorización, y sí, correspondía porque yo siempre había creído ser menos que nadie.

Estuve tres días sin tomar agua de mar *(hasta entonces había estado tomando un vaso por la mañana y por la tarde)*. Entonces dejé, para que no fuera tan fuerte y tan radical, dejé tres o cuatro días, a los cuatro días volví a tomar, y me parece que hubo seis días de subida y seis días de bajada. En los seis primeros cada vez tenía dolores más fuertes de cabeza, con mucho calor en la cabeza, en la zona cerebral, como si tuviera fiebre, pero no tenía fiebre.

¿En qué parte de la cabeza?

En la parte de arriba, en los dos lados. Fue muy duro porque era un dolor fuerte. Entonces cogía una hoja de col, la metía en la nevera *(luego se la aplicaba en la cabeza)* y absorbía el calor del cerebro.

Cuando retomé el agua de mar tomé un poco menos porque me di cuenta de que yo reaccionaba mucho al agua de mar.

Dejé de comer, mientras estuve con lo que parecía una gripe, que te duelen los huesos, te duele la cabeza, te duele todo, no podía dormir bien, me levantaba tres o cuatro veces y, además, me despertaba con el dolor de cabeza, y comí menos, bastante menos.

Tenía las manos calientes. Sentía como un calor interno, que salía de los huesos.

Mi estado de ánimo era como cuando estás pasando una gripe fuerte: sólo quería estar en la cama, no quería hacer nada, simplemente descansar. Estaba contenta pero si no hubiese conocido Hamer lo hubiese pasado mal, por la preocupación que daba el estado. Sabiendo que todo aquello era sanador, pues te lo tomas de otra manera.

Después de los seis días de subida y otros de bajada, desaparecieron todos los dolores y me salió este pequeño bulto en la muñeca derecha. Para mí fue como si se hubiese sanado algo. Tenía la mano inflamada, súper inflamada. Es curioso porque la de los ganglios es ésta —dijo señalándose la izquierda—, y a mí me dio por ésta, o sea, que no tenía nada que ver con el cáncer, era sanador. Era una reacción sanadora.

Este caso es un ejemplo de cómo la ingesta de una cantidad importante de agua de mar (más de una o dos cucharadas diarias) puede iniciar un proceso de recuperación corporal que debe ser bien entendido para no confundirlo con una nueva enfermedad.

En este caso, María, además de tener el tumor cerebral que todos tenemos en cualquier recuperación, debió de tener leucemia (que se produce en cualquier recalcificación).

Gracias a que conocía Hamer supo interpretar correctamente lo que le ocurría.

Capítulo 14

Uso veterinario del agua de mar

Los beneficios del agua de mar en animales son los mismos que en humanos:

1. Sirve para que crezcan mejor y más sanos
2. Sirve para curar las enfermedades que ya tengan.

Respecto a lo primero, hay experiencias en Nicaragua como:

> «La Unión de Agricultores y Ganaderos de Nicaragua ha comenzado a experimentar con el agua de mar en sus reses. Su uso ha demostrado ventajas nutricionales ya que engordan más rápido y enferman menos que las no tratadas con el líquido». (*El Nuevo Diario*, 15 de marzo de 2006).
>
> *Véase* las relatadas al final de la encuesta de pacientes tratados con agua de mar en Nicaragua en la web del autor. Se refieren a pollos, vacas, caballos...

Respecto a las enfermedades, la diferencia fundamental es que los animales sólo tienen enfermedades causadas por hechos reales.

Los humanos sentimos como si fuera real todo lo que pensamos o imaginamos, mientras que los animales sólo viven como real los hechos materiales.

Es decir: una persona puede sentir una preocupación económica grave y desarrollar un cáncer de hígado cuando realmente no le va a faltar nunca qué comer.

El animal lo desarrolla cuando tiene oportunidades de comer hasta saciarse entre períodos de pasar hambre, hambre verdadera.

Una mujer puede desarrollar un cáncer de pecho por «ponerse en la piel» de su prima que vive al otro lado del planeta. Una perra sólo lo desarrolla por uno de sus cachorros.

A los animales se les puede administrar el agua de mar de las mismas formas que a los humanos, aunque lo más cómodo es el baño, inyectada por vía subcutánea o mezclada con la comida.

Al recibir las inyecciones es normal que se queden un rato postrados, tanto más cuanta más cantidad se les inyecte.

Si inyectamos agua de mar sin rebajar, hemos de dejar al animal agua normal a su alcance, pues le dará sed y beberá el triple de la cantidad que le inyectemos.

Siempre hay que dejar al animal agua normal para que pueda beber y compensar el agua de mar que podamos inyectarle o darle en la comida.

(Si le inyectamos agua de mar sin rebajar y no le dejamos beber agua normal, morirá de sed).

En la comida o al caldo, le añadiremos la tercera parte de agua de mar. Si le ponemos más, le producirá sed pero se recuperará más rápido.

Ventajas comparativas que facilitan administrarles agua de mar

Los animales no tienen tanta sensibilidad en la piel como tenemos los humanos, por lo que no les produce ardor las inyecciones subcutáneas de agua de mar sin rebajar. No manifiestan incomodidad o dolor.

No tienen aprensión a las inyecciones, cosa instintiva en los humanos.

Hay casos que parecen indicar que perciben cuándo la necesitan:

- Un gato enfermo al que se le puso a disposición dos cuencos con agua, uno de ellos con agua de mar rebajada, bebió de los dos.
- Un gato curado con inyecciones de una infección de orina, cuando volvió a ver la jeringa, lejos de huir, se restregó contra ella.
- Una perra que, una vez curada, se resistió a que le pusieran más inyecciones.

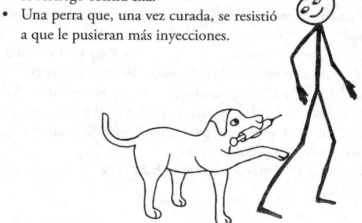

Para dolencias generales les pincharemos en la nuca, de esta forma es más difícil que nos muerdan. (*Véase* Apéndice 2: «Cómo poner inyecciones subcutáneas»).

Para dolencias localizadas podemos inyectarles en la zona afectada, aunque bebida también les hace efecto.

Caso de una perra moribunda

Nombre: Uma, golden retriever de 6 años.

Desde los 2 años tuvo varios tumores (mamas, cuello, axila, patas) y recibió cuatro sesiones de quimioterapia.

Nunca estuvo en celo pues se la esterilizó después del primer tumor.

Desde hace tres años tomaba hormona tiroidea (175 microgramos cada mañana y noche), pues empezaba a no moverse y estar todo el día tumbada.

Hace siete meses le extirparon un nuevo tumor entre los dedos de la pata posterior derecha. Luego estuvo tres meses recibiendo quimioterapia cada 15 días.

Hace dos meses dejó de comer durante cinco o seis días. Tras varios análisis le diagnosticaron «miositis del masticador» (inflamación en la mandíbula), en el lado derecho de la boca. La inflamación le oprimía el nervio óptico con riesgo de quedarse ciega.

Le costaba levantarse, llegando a quedarse paralizada estando levantada.

Se le administró cortisona. En pocos días desapareció la inflamación y volvió a comer pero luego volvió a dejar de comer (incluso a rechazar una galleta). En pocas horas se le volvió a inflamar, babeaba, luego babeaba sangre, estaba muy decaída y le costaba moverse. Tenía dificultades incluso para beber lo que se le ofrecía con la mano. (Dejaron de darle cortisona).

En el momento más crítico ya no bebía y se retiraba a rincones oscuros.

> «No bebía, le dábamos de beber y no podía abrir la boca para nada. Además, la tenía toda inflamada y el ojo lo tenía también inflamado y se le estaba saliendo».

El veterinario sugirió a los dueños que le quitasen la vida.

En vez de eso, los dueños decidieron aplicarle agua de mar.

Una noche de hace dos meses

Se le administraron inyecciones subcutáneas, en el cuello, de 10 cc de agua de mar (tal cual, sin rebajar), sin filtrar y sin aplicar ninguna asepsia especial.

Al administrarle la primera se tumbó completamente durante un cuarto de hora *(ésta es una reacción normal)*.

«Desde la primera inyección se incorporó para pedir más. Después de la segunda noté que eso le estaba yendo bien. A la tercera me pareció que estaba como más relajada.

Pero no empecé a notar que estaba bien hasta el día siguiente entrada la tarde: notaba que funcionaba, funcionaba. Porque ya se levantaba a beber y tenía mejor ánimo.

La energía de la perra era muy diferente. Antes de ponerle la primera inyección se estaba muriendo. Nada más ponérsela, empezó a reaccionar».

Tras cada inyección la reacción fue la misma: se quedaba postrada un rato.

No rechazaba las inyecciones. Se le notaba un cambio de ánimo.

Más tarde, la misma noche, se le administró una inyección de 50 cc.

Los síntomas de inflamación le duraron hasta el día siguiente pero ya se levantaba a beber y tenía mejor ánimo. *(Al inyectársele agua de mar sin diluir, las inyecciones le daban sed y el cuerpo le pedía beber tres veces más cantidad de agua normal)*.

Le siguieron administrando inyecciones de 40 cc durante una semana, una por la mañana y otra por la noche.

La perra recobró un comportamiento normal, incluso se mostraba más vital que antes, pues ahora perseguía a los conejos, cosa nunca vista.

También le dieron agua de mar con caldo de pollo *(cuando el caldo ya se ha enfriado tanto que lo podemos tocar con el dedo y no nos quemamos, entonces añadimos la mitad de agua de mar de lo que hay de caldo)*.

Después de una semana de inyecciones la perra se negó a ser pinchada y se le dio el agua de mar en la comida: se le mezclaba con las bolas de pienso para que se ablandaran y le costara menos masticarlas. La perra primero bebía el agua y luego la comida (400 cc al día de agua de mar tal cual). También se le puso en el agua de bebida (un 10 % de agua de mar y el resto de agua normal).

Empezó a tener diarrea *(porque tomaba demasiada agua de mar)* que desapareció a los dos días de dejar de darle agua de mar *(dejaron de darle agua en la comida y sólo se la ponían en el agua de beber)*.

También le rebajaron la dosis de hormona tiroidea a 150 microgramos.

Al mes dejaron de administrarle la hormona. Este hecho lejos de perjudicar a la perra, hizo que se encontrara mejor, más delgada.

«La perra está cada día más cambiada. Siempre estaba tirada en el suelo y ahora (con seis años) pide que jueguen con ella, pide hacer cosas».

Ahora

«Uma está dando saltos, está muy bien de salud, muy animada. Antes era un perro alfombra, que no se movía, estaba muy vaga, no tenía dinamismo ni tenía energía para nada, y ahora es una perra que está cada vez más movida, tiene muchas ganas de jugar, tiene vitalidad. Lo que le faltaba antes era vitalidad. Es lo que ha ganado».

«Le he dejado de dar 20 días agua de mar. Y ahora hace cuatro días que está volviendo a beber porque se la ponemos en el agua de beber».

«Ahora no le damos ningún medicamento y está cada día mejor. Incluso se está adelgazando. Se está convirtiendo en un perro normal, pero Uma lleva muchos años sin ser normal».

* * *

Pueden ver un video del estado de la perra, a los tres meses de la recuperación, en la web del autor (dura sólo seis segundos). El video muestra que la perra se encuentra bien porque hace lo que cualquier perro sano: escarba la tierra.

En este caso, el agua de mar produjo un resultado espectacular porque el animal sólo estaba intoxicado.

Cuando, por contra, la causa de la enfermedad es un choque psíquico, el agua de mar es sólo una ayuda.

Y lo que determina la evolución de la enfermedad hasta la curación es:

1. Entender correctamente lo que está haciendo el cuerpo, según los descubrimientos de Hamer.
2. Resolver la preocupación que la causó.
3. No volver a caer en ella.

Apéndice 1

Base científica

El medio interno

La base de la aplicación médica del agua de mar es la ley biológica que descubrió Quinton y que llamó «de la Constancia General».[2]

Está ampliamente reconocido que la primera célula existió en el mar, bañada por su agua.

Quinton propone con su ley que este agua de mar original estaba a 44 grados y tenía 7,2 g de sal por litro, y que los animales tienden a mantener estas condiciones para el mejor funcionamiento de sus células.[1]

Por ello, Quinton afirma que el líquido que baña externamente todas las células de nuestro cuerpo (llamado «medio interno») es agua de mar (pero con sólo 9 g de sales por litro).

> Este líquido o medio interno, por su intercambio continuo con la sangre, tiene la misma composición que el plasma sanguíneo.
>
> La composición interna de las células es completamente diferente.

---

1. La importancia de la temperatura para el mejor funcionamiento de las células explica las bondades de todas las terapias que usan el calor: desde la sauna, los baños de agua a 44 grados que toman los japoneses cada noche, los temascales indígenas, la fiebre, etc.

Quinton lo demostró en sus experimentos con perros (reproducidos en España en 1974 en la Universidad de La Laguna y en Canadá).

> Empieza inyectando a un perro de 10 kg de peso, 10,4 litros **en 12 horas**. El perro elimina 60 veces más que lo que normalmente elimina el riñón (9,4 kg de orina en 12 horas en vez de la cantidad normal: 150 g).[2a]
>
> O cuando inyecta 3,5 litros a un perro de 5 kg, **en hora y media**, sin dar tiempo a que el riñón elimine el líquido. «Inicialmente la eliminación renal disminuye, al terminar la inyección la eliminación renal se acelera. [...] al undécimo día está enteramente repuesto y con una alegría extrema. Su peso a vuelto a 5 kg».[2b]
>
> Y sin daño permanente para el riñón, pues en otro caso hizo un **desangrado total** (425 g) en 4 minutos a un perro de 10 kg, e inyección posterior de 0,5 litros de agua de mar isotónica en 11 minutos: recuperación sin problemas renales. Murió 5 años después atropellado.[2c]

Quinton también comprueba que los glóbulos blancos de diferentes especies de vertebrados (incluida el hombre) sólo pueden vivir en agua de mar rebajada con agua de manantial, en cualquier otro medio artificial se mueren.[2d]

La aplicación terapéutica de su ley a enfermos terminales (intoxicados) y luego a niños moribundos es un éxito total.

«La regla es que una hora después de la primera inyección, el niño que llegó moribundo y que vomitaba absolutamente todo, retiene un biberón de agua y una hora después el primer biberón de leche. En la mayoría de los casos, la facultad digestiva suprimida se restablece ya, y tan bien, que el niño aumenta fácilmente 500 g en 24 horas. [...] Menos de dos horas después de la inyección de agua de mar, se le dibuja una fisonomía mejorada que reemplaza el aspecto inolvidable del colérico agonizante».[2]

Resultados terapéuticos del agua de mar antes de existir el enfoque del Dr. Hamer

Quinton y sus seguidores obtuvieron excelentes resultados en algunas enfermedades y un resultado diverso en otras.

Obtuvieron excelentes resultados en:

- Niños con enterocolitis, gastroenteritis, etc. en los que su riesgo sólo radicaba en su deshidratación. La función del agua de mar era sólo (aunque inmejorablemente realizada), la hidratación.
- En la desnutrición infantil.[2]
- Para las agresiones físicas, ya que el agua de mar es la mejor ayuda para la reparación del cuerpo, pues el agua de mar es el mejor medio para la vida celular.[3]

Por ejemplo: como sustituto sanguíneo (hemorragias), como limpiador del terreno (efectos secundarios de los medicamentos, parásitos, falta de excreciones –insuficiencia renal, intoxicación por estreñimiento–) o nutriendo las células (desnutrición) y protegiéndolas (quemados).[1a]

---

2. Al no entender lo que es la enfermedad, Quinton y sus seguidores se centran en los casos que no requieren su comprensión (los más exitosos). Jarricot cita las afecciones principales que trata en su dispensario marino para niños:

- Desnutrición (en la que usa el componente nutritivo del agua de mar).
- Inflamaciones intestinales (en las que el agua de mar resuelve la deshidratación).
- Tuberculosis y eccemas (ambos síntomas de fase de recuperación, en las que se usan las propiedades básicas del agua de mar y donde no se da el 100 % de éxitos. Como él dice «hay formas de eccema tenaces» (que son recaídas en la preocupación).

Por lo que se refiere a las neumonías (síntomas de la fase de recuperación), reconoce el fracaso (pues pretende eliminar los síntomas de curación). www.oceanplasma.org/documents/nourrisons.html

Obtuvieron resultados dispares en el resto de casos:

Porque intentaron aplicar el agua de mar para combatir síntomas que eran propios de la fase de curación.[3]

En estos casos, llegaron a la misma «división de opiniones» que con cualquier otro medicamento convencional.[4]

Lógicamente, obtenían más curaciones cuando los enfermos se encontraban ya en un estado avanzado de la enfermedad (ya estaban en la fase de curación).

> «Operada de cáncer de mama *(si era de conductos galactóforos, estaba en la fase de recuperación)*, en plena recidiva sobre los ganglios de la axila y el cuello *(síntomas de fase de recuperación)*, con un edema doloroso en el brazo *(ídem)*. Gracias al tratamiento marino, el volumen de los ganglios disminuyó, el edema de los brazos desapareció y su estado volvió poco a poco a la normalidad». *(Al ser todos síntomas de la fase de recuperación, se hubiera curado en cualquier caso)*.[2e]

Pero sin una seguridad absoluta, pues el enfermo siempre podía recaer en la grave preocupación que acababa de superar (volver atrás, a la fase de tensión).

¿Por qué el agua de mar no curaba siempre la tuberculosis?

Por Hamer sabemos que todas las proliferaciones tuberculosas se producen cuando el cuerpo ya se está reparando de una preocupación pasada (en el caso del pulmón, es un miedo a morir).

---

3. «En la tuberculosis pulmonar, resultado negativo, mas precedido, de un período de reanimación sorprendente, tras lo cual la enfermedad retoma su curso».[1b]
4. «En la tuberculosis pulmonar, hay división de opiniones, pero, ¿no ocurre lo mismo con todos los medicamentos activos?» Jarricot. www.oceanplasma.org/documents/nourrisons.html (en francés) *«La psoriasis se cura en la mitad de los casos»*.

Es decir, cuando el enfermo ha superado su miedo a morir es cuando precisamente empieza a tener los síntomas más llamativos (esputos de sangre). Esto le hace volver a su miedo a morir de forma cada vez más intensa, pues a mayor preocupación, mayores síntomas de reparación cuando se supera.

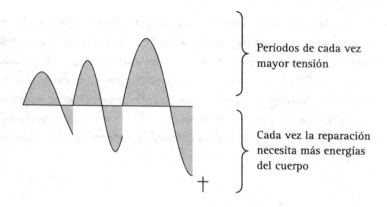

Períodos de cada vez mayor tensión

Cada vez la reparación necesita más energías del cuerpo

El paciente entra en un círculo vicioso que sólo termina cuando el tamaño de la hemorragia es superior a lo que puede soportar el organismo y muere.

Hamer dice que lo peor es el pánico, y el agua de mar no lo evita por sí sola. Cuando el enfermo está ya recuperando fuerzas (más rápidamente con el agua de mar), el pánico le hace recaer en su preocupación con más intensidad.

Así es como lo narra Quinton:

«En **la tuberculosis pulmonar** de tercer grado, resultado negativo, como podía esperarse, mas precedido en casi todos los casos de un período de reanimación sorprendente. El enfermo, en un estado de adinamia e inapetencia completas, con el reflejo rotuliano casi abolido, vomitando todo alimento que ingiere, expectoración abundante, sudores profusos, hiperestesias esternales, espinales, crurales, melalgia, etc., se levanta desde los primeros días (segundo o cuarto); la tos, los sudores, la hiperestesia, los dolores cedían en ese mismo tiempo; la expectoración, de dos escupideras rebajaba a un cuarto, a un octavo en ocasiones; el apetito, nulo por meses, reaparece súbitamente y llega a permitir hasta tres o cuatro comidas al día, dos de ellas con pan, legumbres, dos carnes, frutas y postres.

*La morfina, necesaria precedentemente para asegurar el sueño, se suprime a los tres días; las noches son perfectas, cuando lo permite el hospital. Al cabo de una semana, el sujeto baja y sube tres pisos él solo, permanece levantado cuatro y seis horas. En los casos más favorables, el peso aumenta; las inyecciones se espacian cómodamente ocho días. Este período de reanimación puede durar cinco semanas y más, **tras lo cual la enfermedad retoma su curso**».* [1b]

Poder autodepurativo del agua del mar

Cuando un río recibe una contaminación en un punto, al cabo de unos kilómetros el río se ha limpiado por sí solo.

(Especialmente si la contaminación que ha recibido es material orgánico).

Igualmente ocurre con el mar pero de forma mucho más rápida.

Este hecho no debe servir de excusa para seguir vertiendo de todo en él, pero podemos tener confianza en su gran poder autodepurativo.

Esto pudo comprobarse en la rotura de la alcantarilla principal de Miami en el año 2000, donde estuvo vertiendo directamente a la playa todo su contenido.

Después de un exhaustivo muestreo y control en 52 puntos de la costa, el estudio oficial descubrió que en muy pocos días el agua estaba limpia. [5]

Respecto a la contaminación por productos químicos, hay que recordar que el mar tiene la capacidad de mantener muy constante su composición, a pesar de los aportes minerales o contaminaciones que recibe. (Al cabo de pocos días de llover y llegar el agua al mar por torrentes, el mar vuelve a estar como antes).

Otra prueba: parecería lógico que el mar tuviera la misma proporción de minerales que se encuentran en las rocas de la superficie, debido al arrastre de la lluvia durante toda la edad de la Tierra.

Pero ello no es así. Y así, el sílice, que está contenido en gran proporción en las rocas, está en una pequeñísima proporción en el agua de mar.

Es decir: el mar tiene la capacidad de mantener constante su composición, librándose de lo que le aporta el entorno.

Qué nos pasa cuando tomamos agua de mar tal cual, sin diluir

Imaginemos que tenemos 10 litros de líquido en nuestro cuerpo entre las células.

Tendremos 90 g de sal, pues la concentración de sal de los líquidos de nuestro cuerpo es de 9 g por cada litro.

¿Qué ocurre cuando bebemos 1 vaso de agua de mar sin rebajar (100 cc)?

Pues que tendremos 10,1 litros de líquido y 93,6 g de sal (90 g que teníamos más 3,6 g que contenía el vaso de agua de mar que hemos bebido). (El mar contiene 36 g de sal por litro).

Es decir: pasamos a tener 9,27 g de sal por litro, en vez de los 9 g que son los normales.

Normalmente, nuestro cuerpo se da cuenta de ese exceso y nos hace sentir sed.

¿Cuánto nos hará beber?

Tres vasos más de agua sin sal (o una cantidad parecida de fruta).

Es decir, 300 cc, que añadidos a los 10,1 litros resultarán en 10,4 litros.

Como tomamos agua sin sal, o fruta, no incrementamos la cantidad de sal, que sigue siendo de 93,6 g.

Pero ahora la proporción de sal en nuestro cuerpo ya es la normal: 93,6 dividido por 10,4 litros da 9 g por litro. Ya no tendremos sed.

Dolor de cabeza

Cuando nos estamos curando de cualquier cosa, tenemos una inflamación (tumor) en el cerebro.

La inflamación nos produce dolor de cabeza porque el cerebro está encerrado por el cráneo y no puede expandirse.

La presión dentro de la cabeza («presión intracraneal») se estudia en los libros de medicina siguiendo la hipótesis de Monro y de Kellie, de finales de siglo XVIII y principios del XIX. En ella no tuvieron en cuenta el efecto de los gases disueltos en líquidos, porque la ley que describe este fenómeno (ley de Henry), apareció poco después.

En la cabeza, como en todo nuestro cuerpo, tenemos gases disueltos. Siguiendo esta ley, si enfriamos la cabeza, se disuelven mejor los gases, se reduce la presión dentro del cráneo y deja de dolernos la cabeza.

Es un remedio bien sencillo.

Apéndice 2

Cómo poner inyecciones subcutáneas

Hay tres formas de poner inyecciones dependiendo de dónde queremos inyectar el líquido:

- Dentro del músculo.
- Dentro de una vena.
- Entre la capa de piel y los músculos (llamada subcutánea o hipodérmica).

Las dos últimas formas pueden hacerse:

- Con una jeringa, si queremos sólo aplicar una inyección.
- Instalando una «vía» (una aguja especial con un adaptador) a la que se acopla un tubo que se conecta a una bolsa con el suero y los medicamentos líquidos que se quieran administrar. Esta forma se usa cuando queremos inyectar una gran cantidad de líquido o durante mucho tiempo.

Para casos de urgencia la inyección intravenosa es la más conveniente por ser la de efecto más rápido.

La inyección subcutánea es muy sencilla de realizar y tiene el mismo efecto que la intravenosa, pero un poco más lento.

René Quinton empezó inyectando en vena el agua de mar, pero luego paso a inyectarla subcutáneamente, al comprobar que el efecto era el mismo.

A continuación se explica cómo practicar una inyección subcutánea, que por su sencillez y amplio campo de utilización, es algo que todo el mundo debe conocer.

(No se detallan las cuestiones de limpieza y asepsia por ser de cultura general y sentido común).

Material

Jeringa y aguja, que se adquieren en cualquier farmacia.

La jeringa se solicita por su capacidad: 5, 10, 20 cc.

Escogeremos la capacidad considerando la cantidad a inyectar. (También pueden hacerse varias inyecciones sin retirar la aguja).

Frecuentemente la jeringa se suministra junto con su aguja. Estas agujas no son para inyecciones subcutáneas (son muy largas y gruesas).

Es preferible comprar aparte agujas subcutáneas (con la parte de plástico de color naranja), que son más cortas y menos gruesas, con lo que se consigue una mayor facilidad de manejo (por su menor tamaño), y producir menos herida en la piel; manteniendo una buena velocidad de aplicación sin tener que hacer demasiada fuerza en el émbolo de la jeringa.

Preparación de la inyección

Una vez que disponemos de todo el material, acoplamos la aguja a la jeringa y aspiramos con el émbolo manteniendo sumergida la punta de la aguja en el líquido a inyectar.

Si la urgencia lo exige, podemos llenar la jeringa aspirando con ella (sin aguja) el líquido y luego acoplándole la aguja.

Con la jeringa en vertical, y con la aguja apuntando al cielo, presionamos el émbolo para que salga el posible aire que haya entrado. Si hay alguna burbuja y se resiste a salir, le damos unos golpecitos con el dedo a la jeringa. Cuando acaba de salir aire y empieza a salir líquido ya está lista para la inyección.

Dónde aplicarla

Depende de varios factores:

- Dado que el pinchazo dolerá durante unos días, es mejor realizarlo en una zona corporal que no usemos continuamente, pues nos lo estará recordando. Lo mejor es la parte exterior de piernas y brazos. Quinton inyectaba en la espalda debajo del omoplato.
- En caso de animales, aplicar en la nuca para evitar que muerdan o corneen al que aplica la inyección.
- Si la dolencia está localizada (por ejemplo, en la rodilla), es mejor aplicarla en esa misma zona.

> Hay que evitar inyectar en zonas que estén llenas de venas, arterias o tendones o donde haya riesgo de alcanzar la médula espinal, el cerebro u órganos.

- Para inyectarse uno mismo, el sitio más cómodo es a un lado de la zona del bajo vientre: a medio camino entre la ingle, que tiene muchas venas superficiales y el ombligo, que tiene más capa de grasa.

> **Truco de aplicación**
>
> Si se inyecta agua de mar sin rebajar arde bastante durante un rato (15 minutos).

Para que no arda tanto, inyecte primero unos pocos centímetros cúbicos de isotónica y luego el agua de mar sin rebajar.

Usar agua de mar sin rebajar tiene varias ventajas:

- Es el triple de efectiva que la rebajada.
- No tenemos la molestia de encontrar un agua que sea de confianza para rebajar la de mar.

Aplicar la inyección

La piel, los músculos y huesos que están por debajo no están unidos.

Al referirnos a la piel, incluimos todas sus capas, también la grasa. Están todas unidas entre sí y separadas del músculo que haya debajo.

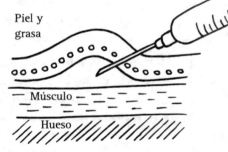

La piel es como una manta encima de un colchón (que sería el músculo). Podemos mover la manta sin mover el colchón.

Cuando hacemos un pellizco a la piel es como si hiciéramos un doblez a la manta (una montañita).

El grosor del pellizco es el doble de la capa de grasa que haya.

El objetivo es introducir el líquido de la jeringa entre la piel y el músculo. (Entre la manta y el colchón).

Es muy sencillo.

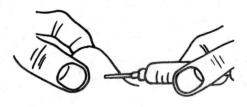

Con una mano se hace un pellizco en la piel. Con la otra se pincha con la aguja en la base del pellizco (la base de la montañita) tal como indica el dibujo.

Sólo hay que hacer un poco de fuerza para agujerear la piel con la punta de la aguja. Normalmente, la aguja está muy afilada y cuesta muy poco. Una vez

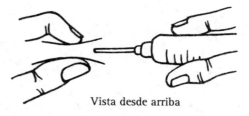

Vista desde arriba

agujereada la piel, ya no debe costar introducir el resto de la aguja. (Si cuesta, es que no la estamos introduciendo bien. Es mejor sacarla y volver a empezar).

Una vez introducida la aguja más de la mitad de su largo, debe poder moverse sin esfuerzo a un lado y a otro. (Si no se mueve sin esfuerzo es que no la hemos introducido en el sitio adecuado, pero podemos seguir al paso siguiente que nos lo confirmará).

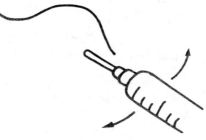

Empezamos a empujar el émbolo de la jeringa para que se vaya introduciendo el líquido donde hemos pinchado.

Si cuesta mucho es que no hemos pinchado bien: hemos pinchado demasiado profundamente (en el músculo) o demasiado superficialmente (en la piel). Hay que sacar la aguja y volver a empezar.

(Si introducimos el agua en la grasa de la piel, queda envuelta en grasa y no se absorbe).

Una vez introducido todo el líquido, estiramos de la jeringa y saldrá también la aguja.

Normalmente casi no aparece sangre al inyectar de esta forma, o sólo aparece alguna gota al acabar y retirar la aguja.

Según las personas, puede ser más o menos fácil hacer el pellizco y detectar la separación entre la piel y el músculo.

Es posible llegar a inyectar gran cantidad de líquido (250 cc) en quince minutos sin ningún problema, pues la piel se va dilatando para hacer sitio al líquido que llega. Evidentemente, a mayor cantidad, más tiempo tardará en desaparecer el bulto que se forme con el líquido que hemos introducido.

Apéndice 3

Inventos caseros

Ofuro (una bañera que mantiene el agua caliente)

Hay veces que conviene tomar un baño de agua de mar caliente:

- Para la gente débil o enferma, que no soportaría un baño frío.
- Cuando estamos sanos pero queremos relajarnos.

Para ello, podemos montar en casa un «ofuro» con agua de mar.

El «ofuro» es una bañera que usan todos los japoneses cada noche.

No es para lavarse, sino para relajarse; solo o con más gente.

Antes de meterse en él, se lavan bien con jabón para no ensuciar el agua.

Suele estar a la temperatura límite que podemos soportar sin quemarnos: unos 40 grados.

Conviene que nos lavemos bien con jabón antes de meternos en nuestro ofuro con agua de mar, para que se mantenga limpia durante más tiempo.

> Igual que en las saunas, cuanto más alta sea la temperatura del ofuro, menos tiempo conviene pasar en él, especialmente las personas con problemas de corazón o presión arterial baja.

Podemos construir un ofuro casero con una bañera de casa o un bidón grande. Para calentar el agua y mantenerla caliente, si tenemos calefacción por radiadores en casa, podemos hacer lo siguiente:

1. Desmontamos un radiador que esté al lado del ofuro.
2. Enchufamos los extremos de una manguera de 10 o 15 metros a las tomas de agua del radiador.
3. Metemos el resto de la manguera en el ofuro lleno de agua de mar.
4. Encendemos la calefacción marcándole que no supere los 40 grados.

Al cabo de unas horas de pasar el agua caliente de la calefacción por la manguera, habrá calentado el agua del ofuro.

Aunque se caliente más lentamente, es mejor que el agua de la calefacción no supere los 40 grados, para que el agua de mar no pierda sus mejores propiedades.

Si aislamos bien el ofuro, el agua mantendrá mejor el calor.

> La instalación eléctrica de la casa debe tener un diferencial que proteja de cualquier fuga eléctrica de la caldera de la calefacción, o apagar la calefacción durante el baño.

(En www.kirainet.com/ofuro/ puede verse cómo son en Japón).

Incubadora

En invierno, hay gente a quien no le conviene el agua de mar fría. Ya sea para beber, para hacer instilaciones o para introducir por vía anal.

René Quinton recomendaba calentarla «al baño María» porque en aquellos tiempos no había electricidad.

Ahora podemos construirnos una incubadora casera que nos caliente y mantenga caliente cualquier recipiente con el agua de mar, sin que el recipiente se caliente por encima de 40 grados.

Para ello metemos en una caja de cartón una bombilla y un termostato ambiente de los usados para calefacciones. Los conectamos de manera que la bombilla se encienda (y caliente), cuando la temperatura baje de lo que le hemos marcado en el termostato.

La caja debe ser lo suficientemente grande para contener la bombilla, el termostato y el recipiente que queramos calentar.

> Hay que colocar la bombilla apoyada en un plato o de cualquier forma que no toque el cartón y pueda encenderlo.

Con ello podemos calentar y mantener hasta 30 grados cualquier cosa: podemos hacer yogur, la masa madre del pan... o incubar huevos.

Termómetros de infrarrojos (pirómetros)

Hay unos termómetros que permiten medir la temperatura de las cosas sin tocarlas, miden a distancia. Se llaman «termómetros de infrarrojos» o «pirómetros ópticos». Miden la cantidad de calor que emite cualquier cosa y con ello saben su temperatura.

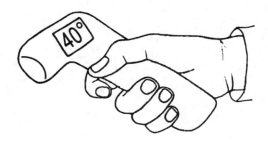

Usan el mismo principio que los termómetros para bebés sin contacto. No emiten ninguna radiación. Sólo reciben el calor y muestran su medida en la pantalla.

Se encuentran en tiendas de electrónica o bien por internet (www.diotronic.com, www.pce-instruments.com).

No tienen mucha precisión (dan la medida dos grados por encima o por debajo), pero para medir la temperatura de la comida y bebidas ya es suficiente.

Referencias y recursos

Referencias bibliográficas

[1] QUINTON: *Eau de mer, millieu organique (Agua de mar, medio orgánico)*. Libro III: *El agua de mar en terapéutica*. Se puede adquirir en www.quinton.es o consultar en la web de la Biblioteca Nacional de Francia en:

    gallica.bnf.fr/ark:/12148/bpt6k746094

    [1a]: Pág. 459.

    [1b]: Págs. 465-466.

[2] MAHÉ, ANDRÉ: *El plasma de Quinton*. Icaria Editorial, 1999.

    [2a]: Pág. 49.

    [2b]: Pág. 50.

    [2c]: Págs. 46-47.

    [2d]: Pág. 51.

    [2e]: Pág. 149.

[3] *Dictionnaire Vidal*, edición de 1975. Se puede consultar la entrada sobre el plasma de Quinton en:

    www.oceanplasma.org/documents/vidalf.html

[4] *Libro del Dr. Adler*. Se puede descargar desde la web del autor de este libro (www.Martin13.com).

[5] GRACIA, ÁNGEL; BUSTOS, HÉCTOR; MORALES TORRES: *El poder curativo del agua de mar. Nutrición orgánica*, 2004

    Puede obtenerse más información sobre el vertido en la bahía de Miami y cómo el mar lo limpió en:

    www.manifiestodelagua.com/documentos/IV_
    DESINFORMACION_INTERNACIONAL.pdf

[6] GOIZET, L.H.: *La cure marine loin du litoral*, 1871. Se puede consultar en la Biblioteca Nacional de Francia (gallica.bnf.fr).

Referencias en internet adicionales

www.Free-news.org (en español)

Contiene tanto informaciones sobre la «Germánica Nueva Medicina» del Dr. Hamer como informaciones sobre el agua de mar. (Dentro de la web ir a «archivo histórico» y allí buscar «Terapia marina»).

Gallica.bnf.fr

Web de la Biblioteca Nacional de Francia. En ella se encuentran libros digitalizados de los pioneros franceses en el uso medicinal del agua de mar, de los siglos XIX y principios del XX.

Redes P2P

En ellas podemos encontrar mucha información y alguna que no se encuentra de otra forma. Las más conocidas son eMule y Kademlia.

www.Martin13.com (web del autor de este libro)

En ella se amplían algunas informaciones que en este libro sólo se han mencionado (sobre el azúcar, la sal, etc.).

El e-mail del autor es Francisco@Martin13.com

Índice

**¿Por qué el título dice: «Teniendo en cuenta las leyes
del Dr. Hamer sobre la autocuración»?**   7
Reconocimientos   9

Capítulo 1. Historia 13
Cómo empezó a usarse el agua de mar 13
¿Cómo es que el agua de mar cura tanto? 14
¿Cómo lo demostró René Quinton? 15
¿Por qué probó con glóbulos blancos? 15
Cómo se prepara el agua de mar isotónica 15
Resumen 18

Capítulo 2. ¿Para qué sirve el agua de mar? 19
Como nutrición 19
Como prevención 20
Para desintoxicar 21
Para resolver pequeñas dolencias 22
Como ayuda en la curación de las enfermedades 23
Para emergencias o enfermos terminales 25
¿Cuánta tomar? 25
Resumen 27

Capítulo 3. Cuestiones prácticas 29
¿Cómo tomarla? 29
   Bebida 30
   Enjuagues y limpieza dental 32
   Por inyección 33
   Por el ano 34
   En los ojos 35
   Pulverizada 36

Lavar el interior de la nariz 36
Limpiar los oídos 37
Baño 37
¿De dónde recogerla? 38
Conservación 39
Dónde comprarla 39
Información en internet 40

Capítulo 4. Cocinar con agua de mar 43
Bebidas y platos fríos 44
Zumos de fruta 44
Sangría 44
Limonada 45
Cerveza 45
Gazpacho 46
Bocadillos 46
Pan con tomate 46
Ensaladas 46
Ensalada de frutas (macedonia) 47
Platos calientes 47
Puré de patatas 48
Gachas 48
Sopa de ajo 49
Plátano frito 49
Sopa 49
Otros usos en la cocina 50

Capítulo 5. Preguntas frecuentes 51

Capítulo 6. El enfoque médico de Hamer 59
¿Cómo caemos enfermos? 64
¿Cómo evoluciona la enfermedad? 65
Las dos etapas de la enfermedad 65
Las enfermedades crónicas 67
Recaídas antes de que se complete la recuperación 68

Recaídas después de completar la recuperación 69
TAC 70
Recaída natural a mitad de la curación 71
Cómo conseguir la información original del Dr. Hamer 72
Otros medios de divulgación de sus descubrimientos 72

**Capítulo 7. Poniendo en perspectiva
el enfoque de Hamer** 75
El respaldo irrefutable 75
Hamer pone «patas arriba» la medicina 76
Funciones diferentes de médicos y terapeutas 77
Conviene aprender Hamer antes de necesitarlo 78
El enfoque de Hamer no es la panacea
(la cura de todos los males) porque no es una terapia 79

**Capítulo 8. El cáncer de pecho
y el ataque al corazón** 81
El cáncer de pecho 81
El cáncer de pecho de tipo «lobular» 83
El ataque al corazón 85
Caso de José 86

Capítulo 9. Guía terapéutica para el enfermo 89
Antes que nada: decidir si tomamos agua de mar o no 90
Situación número 1: Estamos bien 92
Situación número 2: Estamos enfermos 94
Ayudas psicológicas para resolver la preocupación 98
El agua de mar y el frío en la cabeza en la recuperación 99
Otros comentarios 100
Situación número 3: Casos terminales o de emergencia 100
¿Dónde podemos conseguir ayuda? 102
¡Socorro! Hoy he tenido un choque emocional 104
Cómo resolver los choques emocionales diarios 105

Capítulo 10. Cómo evitar los choques emocionales 107

Capítulo 11. Relaciones médico-paciente 115
Nadie puede predecir el futuro 115
Cada terapia tiene su mejor campo de acción 115
Somos responsables de lo que nos pasa 116
La mejor terapia es la que nos enseña a curarnos
    a nosotros mismos y a no volver a caer enfermos 117
Un tratamiento o remedio puede ser demasiado fuerte
    para el paciente 118
Podemos ayudar al cuerpo en exceso 118

Capítulo 12. Uso medicinal del agua de mar en Nicaragua .. 121
Resumen de la encuesta 122
    Resultados 123
Listado de afecciones tratadas 124

Capítulo 13. Un caso con inicialmente «mal resultado» ... 127

Capítulo 14. Uso veterinario del agua de mar 131
Ventajas comparativas que facilitan administrarles
    agua de mar 133
Caso de una perra moribunda 134
    Una noche de hace dos meses 135
    Ahora 136

Apéndice 1. Base científica 139
El medio interno 139
Resultados terapéuticos del agua de mar
    antes de existir el enfoque del Dr. Hamer 141
¿Por qué el agua de mar no curaba siempre la tuberculosis? .. 142
Poder autodepurativo del agua del mar 144
Qué nos pasa cuando tomamos agua de mar tal cual,
    sin diluir 145
Dolor de cabeza 146

Apéndice 2. Cómo poner inyecciones subcutáneas 147
Material 148
Preparación de la inyección 148
Dónde aplicarla 149
Aplicar la inyección 150

Apéndice 3. Inventos caseros 153
Ofuro (una bañera que mantiene el agua caliente) 153
Incubadora 154
Termómetros de infrarrojos (pirómetros) 155

Referencias y recursos 157
Referencias bibliográficas 157
Referencias en internet adicionales 158

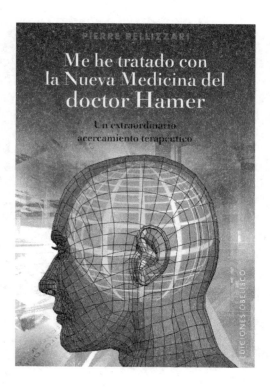

Según el doctor Hamer, la enfermedad consiste en la respuesta biológicamente apropiada de nuestro cerebro frente a un gran sobresalto, y forma parte del mecanismo de supervivencia de la especie. Cuando se resuelve la situación, el cerebro invierte la orden que ha dado, y el individuo pasa a una fase de recuperación.

Mediante la observación de las leyes biológicas, la nueva medicina germánica nos enseña a reaccionar de una manera diferente ante la enfermedad, a la vez que nos facilita una mayor comprensión del proceso de enfermedad y curación.

Este libro presenta una clara exposición de los principios de esta visión revolucionaria, e incluye testimonios de pacientes, casos de la vida real y resultados sorprendentes. Gracias a los numerosos ejemplos, así como a la interpretación por parte de un profesional con amplia experiencia en la materia, nos permite seguir paso a paso los procedimientos del sistema de Hamer.